推进流动人口基本公共卫生计生服务均等化系列读物

把健康带回家

务工人员健康行为手册

国家卫生计生委流动人口司 编著

U0386464

人民卫生出版社

图书在版编目（CIP）数据

把健康带回家：务工人员健康行为手册 / 国家卫生计生委流动人口司编著. —北京：人民卫生出版社，2018

ISBN 978-7-117-26830-1

Ⅰ. ①把… Ⅱ. ①国… Ⅲ. ①流动人口 - 健康教育 - 中国 - 手册 Ⅳ. ①R193-62

中国版本图书馆 CIP 数据核字（2018）第 128840 号

人卫智网　**www.ipmph.com**　医学教育、学术、考试、健康，

购书智慧智能综合服务平台

人卫官网　**www.pmph.com**　人卫官方资讯发布平台

把健康带回家
——务工人员健康行为手册

编　　著：国家卫生计生委流动人口司
出版发行：人民卫生出版社（中继线 010-59780011）
地　　址：北京市朝阳区潘家园南里 19 号
邮　　编：100021
E - mail：pmph @ pmph.com
购书热线：010-59787592　010-59787584　010-65264830
印　　刷：北京画中画印刷有限公司
经　　销：新华书店
开　　本：850×1168　1/32　印张：4
字　　数：80 千字
版　　次：2018 年 2 月第 1 版　2018 年 2 月第 1 版第 1 次印刷
标准书号：ISBN 978-7-117-26830-1
定　　价：20.00 元

打击盗版举报电话：010-59787491　E-mail：WQ @ pmph.com
（凡属印装质量问题请与本社市场营销中心联系退换）

编写委员会

主　编　王　谦
副主编　闫　宏　余　梅
编　者（按姓氏笔画排序）
　　　　马　欢　王　欢　王燕玲
　　　　史宇晖　刘宝花　刘爱萍
　　　　刘晶晶　孙昕霙　纪　颖
　　　　张华明　徐　乐　常　春

前　言

　　健康是个人发展和家庭幸福的坚实基础和重要保障。进城务工人员在为美好生活努力奋斗的时候，个人和家人的健康往往被忽视。他们有些人作息不规律、吸烟、过度饮酒，有些人与家人和朋友缺乏沟通、情绪压抑，有些人的工作和生活环境存在重大安全和健康隐患，这些都已成为身体健康的隐形"扒手"，在悄无声息地"偷"走健康，损耗生命的质量。

　　个人的行为习惯对自身健康至关重要，每个人都是自身健康的第一责任人。维护个人健康，要从日常生活的一点一滴做起。为了帮助广大务工人员能够更快更好地掌握健康知识和技能，即学即用，逐步形成健康生活方式，我们组织北京大学公共卫生学院的专家们编写了本手册，手册从生活、工作场景切入，对各类健康行为的益处及其能够预防的疾病和伤害进行了图文并茂的介绍，并以小贴士的形式将需要重点掌握的健康信息作了标注，简单实用，小巧便携，供在外务工的朋友们在闲暇时间翻阅。

本手册在编写过程中得到了中国健康教育中心、北京市部分区健康教育中心专家的支持和指导，在此一并感谢！

国家卫生计生委流动人口司

2018 年 2 月

目　录

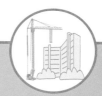

一、养成良好卫生习惯

个人卫生习惯与健康状况息息相关，良好的个人卫生习惯可以帮助人们预防多种疾病，避开环境中可能导致患病的各种原因，也是良好的社会公德和文明的体现，可以帮助人们更好地与新环境中的朋友融洽相处。

1. 常洗手，护健康

（1）为什么洗手

● 从事生产劳动、家务劳动都要靠手来完成，手容易沾染上导致疾病的病毒和细菌。

● 手上带有的细菌和病毒可通过握手、接触扶手等途径传给他人，也可通过触摸自己的眼、口、鼻等，侵入体内造成自身感染。

● 正确洗手能有效防止感染及传播疾病，勤洗手可以预防痢疾、甲型肝炎、沙眼、禽流感、手足口病等疾病。

（2）什么时候洗手

● 做饭前、吃饭前。

● 大小便前后。

● 点钞票后、读书后。

● 接触宠物后。

- 从公共场合回来后、触摸过公共物件后。

- 去医院看病或者接触患者后，接触过血液、泪液、鼻涕、痰液或唾液后，尤其是接触过传染性物品后。

（3）正确洗手的方法

- 打开水龙头，用流动的水冲洗手部，使手腕、手掌和手指充分浸湿；打上肥皂均匀涂抹，搓出皂沫，让手掌、手背、手指、指缝等都沾满，然后再反复搓揉双手及腕部，整个搓揉时间不应少于 15 秒。

六步洗手法

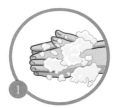

① 润湿手部，打上肥皂或洗手液，两手掌心相对，手指并拢相互揉搓。

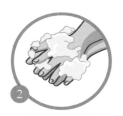

② 手心对手背沿指缝相互揉搓。

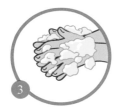

③ 掌心相对，手指交叉沿指缝相互揉搓。

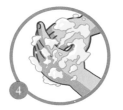

④ 一只手握着另一只手大拇指旋转揉搓。

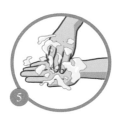

⑤ 弯曲各手指关节，在另一只手的掌心旋转揉搓。

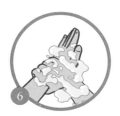

⑥ 揉搓手腕，并将手彻底冲洗干净。

● 用流动的自来水冲洗干净。

● 如果没有自来水，也可以用瓢取水浇洗。

● 擦手毛巾应放置妥当，每日至少彻底清洗一次。

● 不要与别人共用毛巾、盆，以免造成疾病的传播。

2. 防止病从口入

（1）不喝生水

不喝生水可以预防痢疾、寄生虫病、霍乱等疾病。

● 可饮用水包括白开水、矿泉水、矿物质水、纯净水、茶水和饮料等，是人体水分的主要来源。

● 符合饮用标准的水或经过检验合格的深井水、泉水是安全的可饮用水。

● 不喝生水或者未经消毒处理的水。河水、湖水，或者放了很长时间的水，虽然看起来干净，但是可能含有致病微生物、寄生虫卵或有毒化学物质，不能直接饮用。

● 防护好的井水、泉水、清洁后收集的雨水、自来水的水质虽然好，但不一定安全。

● 将水煮开是一种最简便而有效的消毒方法。一般细菌在水温80℃左右能被杀死，将水煮沸几分钟后，几乎可以杀灭水中所含的全部细菌、病毒。

● 给婴儿饮用的水必须煮沸，因为婴儿对病菌的抵抗力低于成年人。

（2）生吃蔬菜水果要洗净

生吃没有清洗干净的蔬菜水果，可能感染致病菌或寄生虫，还可能把农药等化学毒物吃进体内引起急性食物中毒。

清洗蔬菜瓜果上的残留农药、污染物的简易方法有：

● 浸泡水洗法：一般先用清水冲洗掉蔬果表面的污物，然后用清水浸泡。浸泡时，水面要盖过果蔬，浸泡时间不少于 10 分钟。

● 去皮法：蔬菜瓜果表面农药相对较多，去皮是一种较好的消除农药残留的方法。可用于苹果、梨、猕猴桃、黄瓜、胡萝卜、冬瓜、南瓜、西葫芦、萝卜等。

（3）不能生吃的食材要做熟之后再食用

没有经过充分加热烧熟煮透的食物中可能含有未被杀死的细菌、病毒、毒素、寄生虫等，会引起肠道传染病、食物中毒或寄生虫感染等。将食物煮熟煮透，可以预防食物中毒、肠道传染病、禽流感、寄生虫病。

（4）生熟食品加工时要分开

生食品中常带有细菌、寄生虫卵等，在加工、储存食品过程中要注意生、熟分开，不用切过生食品的刀、盛过生食品的容器未经洗净消毒就再切熟食品、盛放熟食品，防止生食品上的细菌、寄生虫卵污染熟食品，危害人体健康。

（5）食用剩饭菜要彻底加热

剩饭菜应放在通风、阴凉和干净的地方，避免污染；或等剩饭菜温度降至室温时，放入冰箱冷藏。剩饭菜的保存时间不要超过 1 天，尽量在 5~6 个小时以内吃完。放置后在剩饭菜中会产生致病菌，吃剩饭菜时一定要彻底加热。

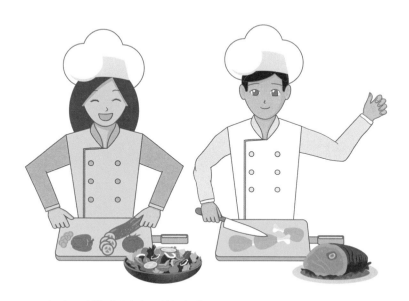

（6）不能食用病死的禽畜

许多疾病可以通过动物传播，造成动物和人类的共同感染，例如人畜共患病。

预防动物把疾病传播给人，要做到：

● 尽量不与病畜、病禽和患病的动物接触。

● 不加工、不食用死亡原因不明的禽畜。

● 不吃生的或未煮熟透的猪、牛、羊、鸡、鸭、兔等肉类食品和淡水鱼、虾、螺、蟹、蛙等水生动物。

● 不食用野生动物。

● 接触禽畜后要洗手。

● 发现病死禽畜要及时向畜牧部门报告。

● 病死禽畜要按照畜牧部门的要求深埋处理。

小贴士

手要经常洗，喝水要烧开。

蔬菜瓜果要洗净，生熟需分开。

剩饭菜要加热，病死禽畜要躲开。

防止肠道传染病，家人健康乐开怀！

3. 保护牙齿健康

（1）保护牙齿的重要性

口腔具有咀嚼、吞咽、言语和感觉等功能，口腔疾病如龋病、牙周病等会破坏牙齿硬组织和牙齿周围支持组织，除影响咀嚼、言语、美观等功能外，还会引起社会交往困难和心理障碍。有些微生物长期存在于口腔中，可导致或加剧某些全身疾病如冠心病、糖尿病等，危害全身健康，影响生命质量。

（2）龋病和牙周病是如何产生的

龋病（俗称"虫牙"或"蛀牙"）和牙周病是我国居民常见口腔疾病，主要因素是细菌，经常吃糖或甜食也是龋病的重要发病因素。口腔里有很多细菌，会附着在牙齿表面，形成"牙菌斑"。牙菌斑被去除以后，1~6个小时内可以重新形成，产生大量的有毒物质，刺激、引起牙龈组织的炎症反应和牙槽骨的破坏，出现牙齿松动，是引起龋病和牙周病的直接原因。

（3）早晚刷牙，饭后漱口

要做到每天早、晚各刷一次牙，每次刷牙时间不少于

2 分钟，晚上睡前的一次刷牙更重要。饭后漱口可去除口腔内的食物残渣，保持口腔清洁。

推荐成人使用的刷牙方法是水平颤动拂刷法。要点是要覆盖每个牙齿的所有面，具体方法是：

- 从右到左，从上到下，从外到里。
- 刷牙时牙刷毛应能深入到牙齿周围的边边角角中。
- 不要忘记刷磨牙的横面。

（4）如何选择牙刷牙膏

- 选择便于握持、刷头大小合适、刷毛柔软、毛端磨圆、设计合理的保健牙刷。
- 使用牙刷后，应注意冲净，牙刷头朝上直立干燥，一般应每 3 个月左右更换一把牙刷，若刷毛发生弯曲或倒伏，则需立即更换。
- 牙刷不要共用，以避免感染能通过接触进行传播的传染病。
- 含氟牙膏可以预防龋齿。

（5）使用牙线或牙间刷辅助清洁牙间隙

牙齿与牙齿之间的间隙称为牙间隙，牙间隙最容易滞留菌斑和软垢。仅凭刷牙很难刷干净牙间隙，最好能够配合使用牙线或牙间刷等帮助清洁牙间隙，达到彻底清洁牙齿的目的。

（6）定期进行口腔健康检查

龋病和牙周病等口腔疾病常是缓慢发生的，早期多无明显症状，等到出现疼痛等不适症状时，治疗起来会比较复杂，花费更多还不一定能达到满意的治疗效果。因此，要定期进行口腔健康检查，学龄前儿童和老年人每半年一次，成人每年至少一次，以便及时发现口腔疾病，早期治疗。

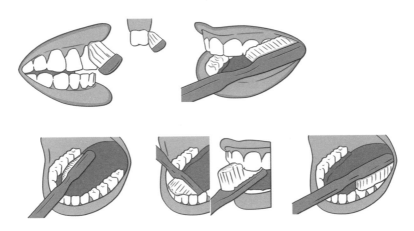

小贴士

早晚刷牙，饭后漱口，
定期检查，口腔健康！

4．不随地吐痰

（1）举止文明

咳嗽、打喷嚏时不遮掩、随地吐痰是不卫生也不文明的行为，还会传播疾病。应该做到爱护公共卫生，不随地吐痰，不面对他人咳嗽、打喷嚏。

（2）避免疾病传播

肺结核、流行性感冒、麻疹等都是常见的呼吸道传染病，病原体可随着患者咳嗽、打喷嚏、大声说话时产生的飞沫进入空气，健康人吸入带病原体的空气后会导致感染。

（3）打喷嚏或咳嗽的正确方式

打喷嚏或咳嗽时正确的方式是用纸巾捂住口鼻，之后将纸巾扔进垃圾桶。没有纸巾时，可以用胳膊遮住口鼻，这样喷出的飞沫附在衣服上，病原体不会继续传播。如果打喷嚏或咳嗽时用手捂住口鼻，虽然能阻挡部分口水沫向四周空气传播，但飞沫会附在手上，不利于自己健康，还有可能通过接触传播给他人。

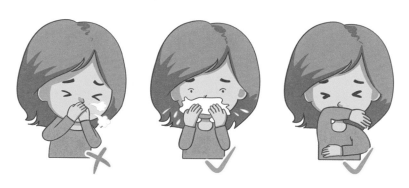

5. 保持室内空气清新

（1）常开窗通风的好处

开窗让阳光经常照射进屋内，能帮助人体合成维生素D，还有很强的杀菌作用，可以在短时间内杀死肺炎链球菌、结核杆菌、甲肝病毒等多种病原体。阳光还可以促进水分蒸发，使室内保持干燥，减少细菌、霉菌繁殖的机会。

勤开窗通风还能使室外的新鲜空气进入室内，使室内空气中的微生物、室内装修材料和家具中可能存在的有害化学物质得到稀释、清除。

（2）不通风的危害

人们外出回到家中会携带微生物和细菌，人在室内会呼出二氧化碳，家具、装饰等会释放各种有毒、有害气体，抽烟、做饭也会产生污染物。如果不开窗通风，屋内的微生物和细菌含量将逐渐累加，危害健康。

（3）开窗通风的时间

每天开窗通风，最好在早、中、晚各 1 次，每次 15~20 分钟。即使在寒冷的冬季，也要坚持每天开窗 10~30 分钟。上午 9~11 点，下午 2~4 点这两个时段，气温已经升高，沉积在大气低层的有害气体已经散去，开窗换气效果较好。

（4）雾霾天的通风

雾霾天应关闭门窗，减少自然通风，并尽量减少室外活动。在室外空气污染不是十分严重时，也可以短时开窗通风。如果开窗通风应选择中午，避开早晚交通高峰和风力较大引起扬尘导致雾霾更严重的时段。靠近马路的住户，在白天车流量较大时尽量少开窗。此外，开车遇上堵车，也尽量别按下车窗。

小贴士

随地吐痰不文明，咳嗽、喷嚏要遮掩，
开窗通风好习惯，不把呼吸疾病传。

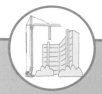

二、采纳健康生活方式

采纳健康生活方式能避免肥胖、血压高、血脂高、血糖高，帮助预防糖尿病、心脏病、中风和癌症等慢性病。健康生活方式主要包括不吸烟、不酗酒、平衡膳食、规律的体力活动和心理平衡。

小贴士

看看你的这几项指标正常吗？

血压：

理想血压：收缩压 <120mmHg、舒张压 <80mmHg。

正常血压：90mmHg< 收缩压 <140mmHg

60mmHg< 舒张压 <90mmHg

血糖：

空腹全血血糖：3.9~6.1mmol/L

餐后 1 小时：6.7~9.4mmol/L

餐后 2 小时：≤7.8mmol/L

血脂：

总胆固醇：2.8~5.2mmol/L

甘油三酯：0.56~1.7mmol/L

胆固醇酯：2.8~5.17mmol/L（110~200mg/dl），占总胆固醇的 0.70~0.75（70%~75%）

高密度脂蛋白：男性：0.96~1.15mmol/L；

女性：0.90~1.55mmol/L

低密度脂蛋白：0~3.1mmol/L

体质指数（BMI）：

BMI= 体重（kg）÷ 身高（m）^{2}

过轻：低于 18

正常：18~23.9

过重：24~27.9

肥胖：≥ 28

心率：

60~100 次 / 分

1. 不要吸烟

（1）吸烟的健康危害

吸烟危害巨大，主动吸烟或被动吸二手烟，会导致癌症、多种呼吸系统疾病、动脉粥样硬化等，增加肺结核、急性血栓发生的风险，引起精子的退化和阳痿，孕妇则会导致前置胎盘，胎盘早剥，胎儿畸形，生长受限等情况。

（2）吸烟为什么会成瘾

烟草中的尼古丁可使吸烟者产生成瘾行为，偶尔吸烟者可能由于烟草的成瘾性导致其成为一个习惯性的吸烟者。

因此，不吸烟的人要抵御吸烟的诱惑，不开始吸第一支烟是非常重要的。

（3）不吸烟、要戒烟

在社交场合，如果有人递烟，要表示明确的拒绝。当身边有吸烟的朋友亲人时，也要坚定自己的立场，不尝试吸烟。

如果已经是吸烟者，应尽早戒烟。打算戒烟的朋友，可以参考下面的方法：

1）做好准备

给自己制定戒烟计划和戒烟记录表，记录一周之内的吸烟行为，同时扔掉所有烟草产品和吸烟用具、减少在可吸烟场所停留的时间、向戒烟成功的伙伴咨询经验。

2）开始戒烟

开始完全戒烟的最初几天，身体会有点不舒服。可以通过运动来对抗精神不济等戒断症状，建议随身携带无糖口香糖来代替吸烟的习惯。如果使用戒烟药物，要按时服用，有困难要寻求医生和亲友的帮助。

在戒烟过程中，一定要保持积极和坚决的心态。当朋友递烟时，要明确拒绝，尽量减少参加聚会或到社交场合。同时，家人和朋友的支持鼓励非常重要，可以在朋友圈、微博上发布消息，在与朋友交流互动的过程中增加戒烟动力和信心。

3）戒断症状的应对方法

建议每天至少吃 5 次水果或蔬菜，不吃"快餐"、方便和油炸食品等高热量食品，多喝水，适量运动，保持心情舒畅，多与亲朋好友交流，多从事自己喜欢并且有益的活动。

4）预防复吸

成功坚持戒烟4周后就进入了戒烟维持期，需要预防复吸，可以参考下面的小窍门：①将所有可能复吸的环境列出来，提前想好应对方法；②养成手闲不住的习惯，如打球、绘画等；③在家里和办公室张贴"禁止吸烟"的标识来提醒自己；④尽量去禁止吸烟的场所；⑤鼓励朋友一起戒烟；⑥定期对自己维持戒烟状态给予奖赏；⑦增加体育锻炼，改善情绪；⑧偶尔的复吸时反思并想好对策，避免再次发生。

（4）帮助戒烟的其他方法

戒烟困难时，可向戒烟门诊的医生寻求帮助，规范使用戒烟药物减轻戒断症状，也可拨打免费戒烟热线（全国戒烟热线4008885531，公共卫生热线12320）。

（5）如何避免"二手烟"

目前很多城市已经通过立法明确公共场所禁止吸烟。在就餐、休闲等活动中要选择有无烟规定的室内场所。

当遇到身边有人吸烟时，可以向吸烟者说明吸烟对健康的危害，劝阻其不吸烟。当劝阻无效时，尽量选择离开。

小贴士

吸烟害己又害人，不吸、早戒最有用；
还要力劝他人戒，防病省钱立一功。

2. 限制饮酒

（1）过量饮酒的危害

过量饮酒会带来醉酒、中毒、依赖等风险，常年过量饮酒可导致200多种疾病和损伤，如精神和行为障碍（如酒精依赖）、慢性病（如心血管疾病、肝硬化、癌症等）、增加突发健康状况风险（如交通事故、暴力和自杀）；孕妇则可能会造成胎儿酒精综合征及早产并发症。

当朋友老乡聚餐、过节返乡时，尤其要注意控制饮酒量，不要过量饮酒，以免造成过量饮酒致死、酒醉开车发生意外等悲剧事件。

司机、操纵机器者，或从事需要注意力集中的工种等特定职业者严禁饮酒后工作，一次大量饮酒会造成严重的不良后果，长期饮酒则可能丧失动作协调和工作能力，造成酒精慢性中毒等。

（2）饮酒要适量

日常生活不提倡饮酒，如饮酒要限量。适量饮酒是指平均每日成年男性饮酒的酒精量不超过25g，成年女性不超过15g。如果男性饮酒超过41g，女性饮酒超过21g，危害健康，属于危险饮酒。不能空腹饮酒，最好饮用低度酒，如啤酒、葡萄酒或黄酒等。

（3）如何计算饮酒中的酒精含量

一般而言，1两高度白酒（52度）的酒精量约为20.8g，1两低度白酒（38度）的酒精量约为15.2g；1两葡萄酒（10度）的酒精量约为4g；1听（约330ml）啤酒

（4度）的酒精量约为10.56g。不同性别适量饮酒量如下表：

不同性别适量饮酒量

	适量饮酒酒精量	高度白酒	低度白酒	葡萄酒	啤酒
男性	25 克	1.2 两	1.6 两	6.2 两	2.3 听
女性	15 克	0.7 两	0.9 两	3.7 两	1.4 听

1份饮酒量：355ml 啤酒 = 150ml 葡萄酒 = 45ml 烈性酒

 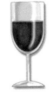

酒精度5%　　　　酒精度12%　　　　酒精度40%

小贴士

过量饮酒要不得，适量原则需把握；
白酒不能超一两，红酒半斤就算多；
亲朋聚会要节制，酒后千万别开车；
护肝防病少意外，生活幸福家家乐。

3. 平衡膳食

（1）不健康饮食的危害

不健康饮食是指大量食用富含能量、饱和脂肪、反式脂肪、糖或盐的食品，而水果、蔬菜以及食物纤维（例如全谷类、粗粮）摄入不足。不健康饮食是心血管疾病、癌症、糖尿病等一系列慢性病以及其他与肥胖相关问题的主要危险因素。

（2）平衡膳食

《中国居民膳食指南（2016）》建议一般人群在日常饮食和生活方式方面做到以下六点，同时给出了不同身体活动水平的成年人各类食物的食物份数，具体如下：

1）食物多样化，以谷类为主；

● 每天摄入谷薯类食物 250~400g，其中全谷物和杂豆类 50~150g，薯类 50~100g。

● 平均每天摄入 12 种以上食物，每周摄入 25 种以上食物。

2）多吃蔬果、奶类、大豆

● 餐餐有蔬菜，保证每天摄入 300~500g 蔬菜，深色蔬菜应占 1/2。

● 天天吃水果，保证每天摄入 200~350g 新鲜水果，果汁不能代替鲜果。

● 吃各种各样的奶制品，每天液态奶 300g；经常吃豆制品，适量吃坚果。

3）适量吃鱼、禽、蛋、瘦肉

● 每周吃鱼 280~525g，禽畜肉 280~525g，蛋类 280~525g，平均每天摄入总量 120~200g。

● 优先选择鱼和禽肉；吃鸡蛋不弃蛋黄；少吃肥肉、烟熏和腌制肉制品。

4）少油少盐，控糖限酒

● 少吃高盐和油炸食品，成人每天食盐不超过 6g，每天烹调油 25~30g。

● 控制添加糖的摄入量，每天摄入不超过 50g，最好控制在 25g 以下。

● 每日反式脂肪酸摄入量不超过 2g。

5）吃动平衡，健康体重

● 各年龄段都应该天天运动，食不过量，保持能量平衡，保持健康体重。

● 每周至少 5 天进行中等强度的身体活动，每次 30 分钟左右，累计 150 分钟以上，减少坐着的时间。

6）成人每天饮水 7~8 杯（1500~1700ml），提倡喝白开水和茶水，不喝或少喝含糖饮料；工作量大、劳动强度高的人，以及炎热夏季应注意额外补水。

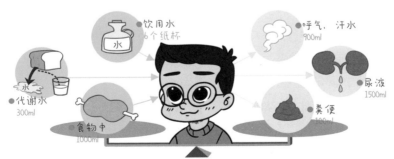

一日水份的进出

进入的水为饮用水、食物

出去的水为汗、尿、便

●饮用水
6个纸杯

●呼气、汗水
900ml

●代谢水
300ml

●尿液
1500ml

食物中
1000ml

●粪便
100ml

中国居民平衡膳食宝塔（2016）

中国营养学会
Chinese Nutrition Society

盐　　　　　　　<6克
油　　　　　　　25~30克

奶及奶制品　　　300克
大豆及坚果类　　25~35克

畜禽肉　　　　　40~75克
水产品　　　　　40~75克
蛋　类　　　　　40~50克

蔬菜类　　　　　300~500克
水果类　　　　　200~350克

谷薯类　　　　　250~400克
全谷物和杂豆　　50~150克
薯类　　　　　　50~100克

水　　　　　　　1500~1700毫升

每天活动6000步

不同身体活动水平的成年人各类食物的食物份数如下表。

不同身体活动水平的成年人食物份数 （单位：份 / 天）

食物组	份（g）	轻度身体活动水平		中度身体活动水平		重度身体活动水平	
		男性	女性	男性	女性	男性	女性
谷类	50~60	5.5	4.5	7	5	8	6
薯类	80~85	1.0	0.5	1.5	1.0	1.5	1.5
蔬菜	100	4.5	4	5	4.5	6	5
水果	100	3	2	3.5	3	4	3.5
禽畜肉类	40~50	1.5	1	1.5	1	2	1.5
蛋类	40~50	1	1	1	1	1	1
水产类	40~50	1.5	1	1.5	1	2.5	1.5
大豆	20~25	1	0.5	1	0.5	1	1
坚果	10	1	1	1	1	1	1
乳品	200~250	1.5	1.5	1.5	1.5	1.5	1.5
食用油	10	2.5	2.5	2.5	2.5	3	2.5

（3）在外就餐时的膳食平衡

长期在外就餐容易造成主食单一、豆类偏少、动物性食物以肥猪肉为主、水产品和水果摄入较少、食盐摄入量较高等诸多问题。因此长期在食堂就餐者要注意以下方面：

● 食物多样，荤素搭配，尽可能保持谷薯类为主，有蔬菜、有鱼肉蛋，最好还能有水果（如下图所示）。注意增加薯类、蔬菜、水果和奶类的摄入，保证营养均衡。

● 在外就餐尽量避免选择煎炸方式的食物，减少油脂和过咸食物的摄入量，清淡膳食。

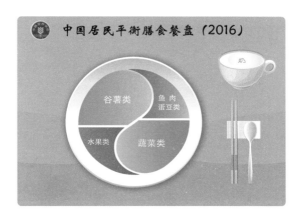

● 避免饮食过量，自助餐时要注意取餐数量，控制好食量，也避免造成浪费。

小贴士

谷物为主，杂粮不能少；

肉蛋适量，奶类别忘掉；

顿顿蔬菜，水果也需要；

少油少盐，糖也限制好；

八杯饮水，少喝甜饮料；

平衡膳食，你我忘不了。

4. 规律的体力活动

（1）什么是体力活动

体力活动除了常规的体育锻炼外，还包括如搬运货物、锄地、爬楼梯等工作类活动，打扫卫生、洗碗等家务类活

1千步活动量相当于

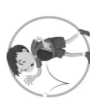

骑自行车7分钟

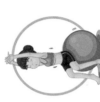

兵乓球7分钟

瑜伽7分钟

跳绳3分钟

羽毛球6分钟

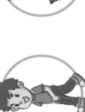

中速步行10分钟

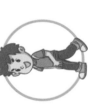

慢跑3分钟

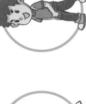

洗盘子15分钟

拖地板8分钟

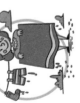

手洗衣服9分钟

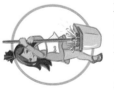

动，以及骑自行车、走路等交通类活动。

1千步当量指走路1千步，大约相当于正常走路10分钟，洗碗15分钟，或者慢跑3分钟。日常生活中，每天适当的体力活动量是走6千步到1万步，即6~10千步当量。

（2）体力活动不足的危害

缺乏体力活动，会使身体虚弱，是肥胖症、高血压、糖尿病、高血脂、心脏病、脑卒中和癌症等慢性病的重要危险因素，老年人会增加发生骨质疏松、摔倒、骨折的风险。

（3）选择合适的体力活动

以体力劳动为主的人（如搬运工等），体力活动的总量一般达到或超过了推荐的标准，所以在工作之外，应注意劳逸结合，适当休息，多参与一些放松身心的活动，如跳舞、打太极、散步、做广播操等。

日常工作时久坐的人（如设备操作工人、司机等），工作时体力活动比较少，需要增加骑自行车等交通类体力活动，打扫卫生等家务类体力活动，以及跑步等休闲锻炼类的体力活动。

规律地进行体力活动要注意每天活动适量，活动前充分热身，做好防护，避免在活动时发生急性损伤；活动后不能立即休息，要注意拉伸放松，不能立即大量饮水，不能立即洗澡，不能立即吹空调，不能立即暴饮暴食。孕妇、身体差、患有慢性病的人，也应该进行适量的体力活动，但必须在医生的指导下进行。

小贴士

日行万步好身体，吃动平衡要牢记。

家务 8~10 分钟，也可当作千步计。

酌情量力做运动，总有方式适合你。

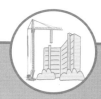

三、重视职业安全与健康

正常成年人每天约有三分之一的时间是在工作中度过的，如果在工作过程中受到伤害或者得了职业病，不仅会影响我们的身体健康和劳动能力，还会影响到家庭经济状况和生活安定。

1. 职业性伤害

生产劳动过程中可能发生各种各样的意外伤害，轻则伤筋动骨，重则危及生命。熟知职业性伤害，加以正确的防范，能减少工作中意外的发生，降低职业性伤害事故的发生率，维护我们的生命健康和财产安全。

（1）常见职业性伤害的种类

1）物体打击

以下作业时，物体掉落或弹出可能会导致人员伤亡：

● 高空作业。

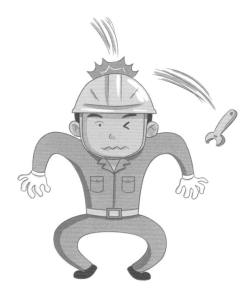

- 起重作业。
- 设备带病运行或违规操作。
- 压力容器爆炸。
- 矿山放炮或碎石作业。

2）车辆伤害

使用拖拉机、挖掘机、推土车和电铲等作业时，在行驶中非正常上下车、非作业者搭便车，装卸、铲叉等过程中碰撞建筑物、堆积物等引起建筑物倒塌、物体散落，导致人员受伤害。

3）机械伤害

使用皮带机、车床、搅拌机、混砂机、压模机和轮碾机等大型机械设备作业时，由于视线范围受限、疲劳作业、机械设备出现故障或操作不当等原因，意外被机械设备搅、碾、挤、压或被弹出物体重击。

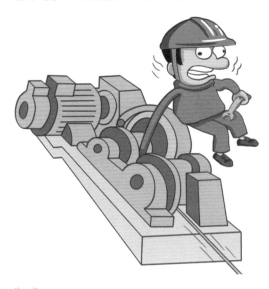

4）电击伤害

即通常所说的触电。以下几种情况容易发生触电事故：

- 电工未穿戴防护用品和专业工具检修老化电气线路。
- 设备检修安装不符合安全要求。

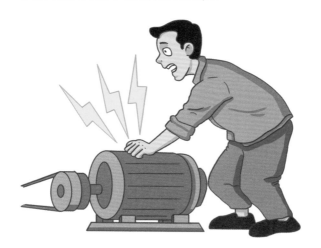

- 非电工擅自处理电气故障。

- 移动长、高金属物体时，不小心碰到高压线。

- 高危作业时误碰带电物体、操作漏电工具等。

5）高处坠落

高处坠落通常是指从离地面 2m 以上的作业点坠落。从事建筑业、空调安装工、玻璃清洁工等工种，高空作

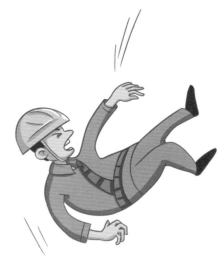

业移动位置时踏空、失去平衡，蹬踏物突然断裂或滑脱，操作时站位不当，或者作业过程中不小心被移动物体碰撞而坠落。

6）爆炸事故

常见爆炸事故类型包括火药爆炸、锅炉爆炸、压力容器爆炸、瓦斯（沼气）爆炸和其他可燃物爆炸。爆破、有色金属冶炼、矿工井下作业、纺织、面粉制作等工种作业时容易遇到爆炸事故。

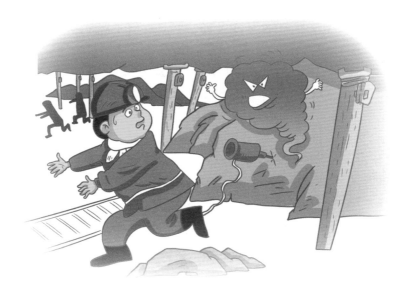

7）透水事故

透水事故是指矿井在建设和生产过程中，由于防治水措施不到位而导致地表水和地下水通过裂隙、断层、塌陷区等各种通道无控制地涌入矿井工作面，造成作业人员伤

亡或矿井财产损失的水灾事故。各种矿井井下作业工人应
防范此类事故的发生，尤其是煤矿井下作业工人。

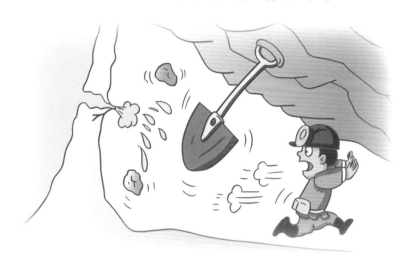

8）其他伤害

● 建筑工人、矿井工人等要小心发生建筑物或构造物
等坍塌、冒顶片帮。

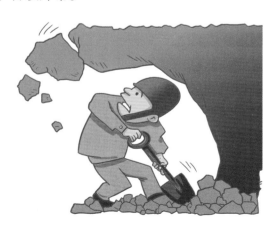

● 厨师、锅炉工、炉窑车间等工种要防范被高温物体烧伤和烫伤。

● 高、低温作业等容易产生中暑或冻伤，应加强防暑和防寒保暖。

● 物流工人、快递员等须小心驾驶，防止交通事故的发生。

（2）职业伤害事故如何预防

职业伤害事故的种类较多，不同类型的伤害起因千差万别，如何预防这些伤害事故的发生，生产经营企业和作业人员应该遵循以下几点基本原则：

● 生产经营企业负责人应增强安全意识和安全观念。

● 制定严格的作业场所安全规章制度。

● 加强对员工职业安全技术培训和教育，提高职工的安全素质和规范操作能力。

● 及时进行安全检查，发现安全隐患应及时整改和消除。

● 改善作业场所条件，完善劳动工具，减少发生事故风险。

● 劳动者应严格遵守作业场所安全规章制度，不违章违规作业。

● 正确使用和佩戴质量合格的安全防护用品，发现问题及时反馈。

2. 职业病

职业病是指企业、事业单位和个体经济组织等用人单位的劳动者在职业活动中，因接触粉尘、放射性物质和其他有毒、有害因素而引起的疾病，常见的有尘肺病、职业性化学中毒等。

（1）尘肺病

尘肺病是指劳动者在生产过程中长期吸入生产性矿物性粉尘而发生的以肺组织纤维化为主的疾病。尘肺病患者抵抗力差，常伴随肺内感染、自发性气胸、肺结核、肺癌、呼吸衰竭等并发症的发生，是我国发病率最高、危害最严重的职业病病种。

● 矿山开采、爆破、凿岩、玻璃、水泥、陶瓷等作业人员长期接触并吸入粉尘可导致尘肺病。

● 尘肺病在短期内无明显自觉症状，随着病情的进展，可出现咳嗽、咳痰、胸痛、胸闷、呼吸困难、咯血等症状。

● 作业过程中，要采用"湿式作业"，适量喷雾洒水，降低粉尘飞扬程度。同时，要加强个人防护，佩戴好防尘护具，如防尘口罩、防尘安全帽等，遵守操作规范。此外，还要定期参加体检，一旦怀疑可能患尘肺病时，应脱离粉尘作业，及时送医就诊。

（2）职业性化学中毒

职业性化学中毒是指劳动者在工作过程中因接触有毒有害化学物质而引起的急性、亚急性或慢性疾病。

● 从事有色金属矿开采和冶炼、印染、鞣革、涂料加工、生产油漆、建筑材料加工、电镀、造纸、合成橡胶、制造农药、电子设备加工、污水处理等工作，可能会接触到各种重金属、刺激性气体、一氧化碳、氰化氢、硫化氢、有机溶剂等有毒化学物质，造成各种相应的职业性化学中毒。

● 职业中毒轻者出现呕心呕吐、头痛、头晕、乏力、肚子痛、胸闷、咳嗽、出冷汗等症状，严重的话会出现窒息、意识模糊、休克和昏迷等症状，不及时救治容易导致死亡。

● 从业前自觉接受预防控制、应急和救援等培训，遵守作业规章制度和操作流程，正确佩戴防护用品，一旦发现自己出现疑似中毒的症状，要及时停止作业，向带班领导反映，并离开作业环境，症状明显时要及时寻医就诊。

（3）其他职业病

劳动者长期接触职业性有害因素，还可患职业性皮肤病、职业性眼病、职业性耳鼻喉口腔疾病、职业性放射性疾病、职业性传染病、职业性肿瘤等疾病。

（4）职业病的预防

用人单位须加强对职业性有害因素的监测、控制和管理，改进生产工艺流程，尽可能减少劳动者接触职业有害因素的时间和强度。劳动者要积极参加医学监护、健康教育、职业技能和安全培训，提高自我防护能力，自觉正确使用防护用品。

3. 职业安全法律法规

目前，我国政府颁布使用的对安全生产和劳动保护具有重要作用的法律主要有《劳动合同法》《安全生产法》《矿山安全法》《企业法》和《职业病防治法》等。

针对职业安全，国家先后颁布实施了各种专门的安全技术、安全管理和职业健康法规，如《特种设备安全监察条例》《危险化学品安全管理条例》《生产安全事故报告和调查处理条例》《工伤保险条例》《职工工伤与职业病致残程度鉴定标准》等。

劳动者的职业安全与健康受国家法律法规保护，任何企业和个人均不得违法违规从事各种职业活动。

4. 安全生产中的权利和义务

（1）权利

我国《安全生产法》中明文规定，从业人员享有以下八项权利：

● 有权了解自己所在的作业场所和工作岗位存在哪些危险因素、应该采取哪些防范措施和事故应急措施等。

● 有获得安全生产教育和培训的权利。

● 有获得符合国家标准或者行业标准劳动防护用品的权利。

● 有对本单位的安全生产工作提出建议的权利。

● 有对本单位安全生产管理工作中存在的问题提出批评、检举和控告的权利。

● 有权拒绝违章作业指挥和强令冒险作业。

● 发现直接危及人身安全的紧急情况时，有权停止作业或者在采取可能的应急措施后撤离作业场所。

● 有依法向本单位提出要求赔偿的权利。

（2）义务

我国《安全生产法》中也明文规定，从业人员应该自觉履行以下三项基本义务：

● 在作业过程中，应当严格遵守本单位的安全生产规章制度和操作规程，服从管理，正确佩戴和使用劳动防护用品。

● 必须掌握本职工作的安全生产知识，提高安全生产技能，增强事故预防和应急处理能力。

● 在作业过程中，一旦发现事故隐患或者其他不安全因素时，应当立即向现场安全生产管理人员或者本单位负责人报告。

5. 安全生产中的个人防护

在日常生产过程中，一定要按照要求穿戴好劳动防护用品。劳动防护用品是保护劳动者在生产过程中的人身安全和健康所必备的一种防御性装备，对于减少职业性危害起着重要的作用。

我国《劳动防护用品标准体系表》将个体防护装备分为以下 10 类：

● 头部防护装备：安全帽（安全头盔）、防护面罩、工作帽。

● 呼吸防护装备：过滤式呼吸器（防尘口罩、防毒面具）、供气式呼吸器（正压式呼吸器、生氧式呼吸器）。

● 眼（面）防护装备：防护眼镜、防护面罩。

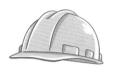
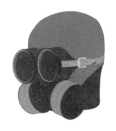

必须佩戴
防护眼镜

- 听力防护装备：耳罩、耳塞、防噪声帽。
- 手（臂）防护装备：防护手套、防护袖套。
- 足部防护装备：防护鞋（靴）。

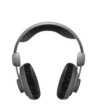
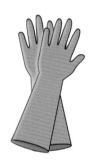
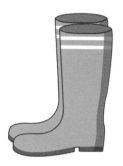

- 躯干防护装备：一般防护服、特种防护服。
- 坠落防护装备：安全带、安全网、救生梯、三脚架救生系统等。
- 皮肤防护用品：护肤剂、皮肤清洁剂、皮肤防护膜。
- 其他防护装备。

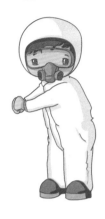

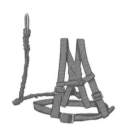

6. 职业健康检查与维权

（1）职业健康检查

职业健康检查分为上岗前、在岗期间、离岗时健康检查，一般由用人单位组织实施，也可由劳动者持单位介绍

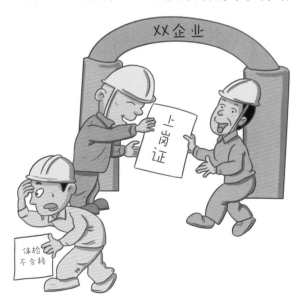

信去当地卫生行政部门公布的具有《医疗机构执业许可证》的医疗卫生机构进行体检，体检所产生的费用由用人单位承担。

● 上岗前体检主要是看您的身体状况是否适合要从事的工作，体检合格才能从事相关工种工作。

● 在岗期间定期体检，可以监测职业有害因素对您健康状况的影响，一旦发现问题，可以及时进行防治。

● 合同期内转岗、从事特殊作业、工伤事故及长期病假后复工前，也要进行健康检查，体检不合格者不能转岗或复工。

● 如果您从事特殊工种，还必须通过培训和考核，考核合格后持从业许可证才能上岗，无证严禁上岗。

（2）维权

● 在从业之前，必须与用人单位签订合法、正规有效的劳动合同，了解自己在从业过程中都应该享有哪些权利和义务。

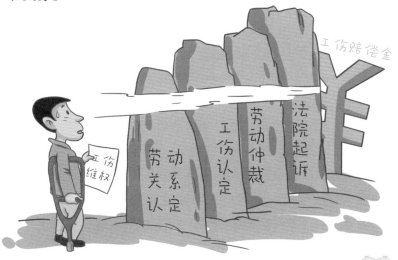

● 若怀疑自身患有职业病时，劳动者可以在用人单位所在地、本人户籍所在地或者经常居住地具有职业病诊断资质的医疗卫生机构进行职业病诊断。

● 诊断为职业病者，应到当地劳动保障部门申请劳动鉴定，依法享受治疗、康复和赔偿等待遇。

● 用人单位不履行救治和赔偿等义务的，劳动者可以到当地仲裁委员会提起劳动仲裁，对劳动仲裁不满意的，可以向人民法院起诉。

小贴士

增强安全意识，遵守规章制度；

加强安全培训，提高安全素质；

及时安全检查，减少安全隐患；

适时体检防护，确保健康平安；

签订正规合同，依法申诉维权。

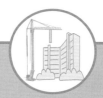

四、关注性与生殖健康

性健康是人类身体健康和心理健康的重要组成部分，包括一生中健康的性功能、在双方相互尊重和相互信任的基础上建立令人满意的亲密关系，以及在有需要时进行生育的能力和资源。了解掌握性与生殖健康知识和技能，能够有效地保护生育能力和性生活的健康、安全，预防性传播疾病。

1. 做好青春期卫生

青春期是一个人从儿童生长发育到成年的过渡时期，一般为 10~20 岁左右。男孩、女孩这一阶段身高、体重、肩宽和骨盆宽等会出现明显变化，还会出现男性遗精、长胡子，女性月经来潮、乳房发育等"第二性征"；而身体内部神经、心血管、呼吸等系统的生理功能也日趋完善，同时男女两性的性器官和性机能都迅速成熟。

对于正处于青春期的少年，要注意以下卫生问题：

● 勤换内衣、内裤，内衣内裤不要和外衣、袜子一起洗。

● 女性月经期也要清洗外阴，保持清洁、减少异味；要采用淋浴、冲洗的方式，不要坐浴。

● 女性经期要避免进食生冷食物，不游泳、避免剧烈运动，不能发生性行为。

● 男性也要经常清洗外阴，特别是包皮下藏着的白色物质"包皮垢"，以防引起感染。

2. 情感与婚姻责任

外出务工人员远离家人，加之正处于青壮年时期，对情感以及对性的需求非常正常，但不论是单身还是已婚，男性、女性都需要时刻牢记自己对配偶、恋人和自己身体、心理健康所担负的责任。

● 恋爱阶段：要出于感情而不是为了金钱与异性交往；要确认自己和对方都愿意承担恋爱中的责任；确认了恋爱关系，需要为彼此现在乃至长远的身心健康考虑。

● 是否同居：要清醒地认识到同居的利与弊，同居可能使你们更了解彼此、更能亲密地照顾彼此，但是同居没有法律保障，合法权益难以得到法律保护，比如财产和非婚生子女，一定要非常谨慎；要在性关系中对彼此的健康负责。

● 已婚者：尽可能和配偶在同一城市务工，如果没有条件在同一城市务工，要充分利用当前便捷的通讯方式和交通工具，保持夫妻间的密切联系，共同分担生活和工作中的压力，协商解决家庭事务，一起与孩子沟通交流；在性关系中彼此忠诚。

3. 预防性侵犯

性侵犯是一种性攻击行为，包括各种语言、行为上的带有强迫、威胁性质的性攻击行为。性侵犯不仅发生在女性身上，也会发生在男性身上，所以男性和女性都要有保护自己、预防性侵犯的意识，并掌握预防性侵犯的措施：

● 有预防性侵犯的意识，在夜晚、人少的地方外出最好结伴同行。

● 相信自己的直觉，只要对方说的话、做的事情让你感觉到不舒服或者感到有危险，就要马上用语言拒绝或者离开。

● 即使是对于语言上的性骚扰，不要忍耐或逃避，要明确表达拒绝。

● 遇到性骚扰时，要清楚告知对方自己的愤怒，直接进行拒绝。

■ 语言拒绝："停止"、"不行"、"不要"、"走开"。

■ 语调拒绝：大声、坚定。

■ 表情拒绝：愤怒、厌恶。

■ 动作拒绝：抬头、直视对方、瞪视，转身离开，或寻求他人帮助。

● 遇到问题，可以向可信任的人倾诉，必要时向务工机构相关部门、警察求助。

4. 安全性行为

性行为是正常成年人的重要生理需求，健康和谐的性生活有益于身心健康、繁衍后代，令人精神愉快，也有利于家庭幸福。从避免意外怀孕，预防性传播疾病的角度讲，采取安全的性行为很重要。

安全性行为指的是没有体液交换的性行为，是既能使人满足性需求，又能避免意外妊娠、减少生殖道感染、性传播疾病和艾滋病感染风险的性行为，也包括与没有感染性传播疾病（艾滋病）的单一性伴的性行为。具体包括：

● 自慰（手淫）：用手刺激生殖器。

● 爱抚、异性按摩、人体摩擦等。

● 在性行为（其中也包括肛交、口交）中全程使用安全套。

5. 避免意外妊娠

常用的避孕措施包括：

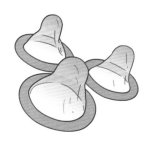

（1）安全套

可以阻隔精液进入女性体内，从而达到避孕目的。安全套也能预防性传播疾病和艾滋病的感染。安全套适用于各个年龄段的伴侣，特别是还没有孩子的伴侣。

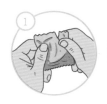 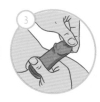 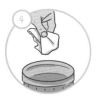

● 打开套包装，小心不要将安全套撕坏。

● 捏住安全套顶端的储精囊排出其中的空气，并将卷起的安全套套在勃起的阴茎的头部，要留出一点空间容纳排出的精液。

● 以向下的方向展开安全套，直至阴茎的根部。

● 在射精之后，收紧安全套的底部直至阴茎完全从阴道中拔出，紧握安全套底部直至轻轻地将其从阴茎上摘下，并在底部打结丢在垃圾桶中。

小贴士

正确使用安全套，

避孕防病不可少。

（2）口服避孕药

通过抑制排卵，并改变子宫颈黏液，或改变子宫和输卵管的活动方式，阻碍受精卵的运送等原理达到避孕目的。口服避孕药分短效、长效、速效三类，可以在咨询医生的前提下选择适合自己的口服避孕药。

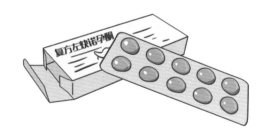

（3）宫内节育器

节育器通过影响子宫内环境使受精卵不能种植下来达到避孕目的。宫内节育器避孕有效性可以维持 5 年以上，已育和未生育女性均可使用，但更适用于已经有孩子的女性。放置宫内节育器需要在正规医疗计生机构进行。

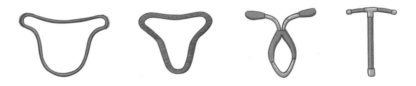

（4）安全期法

女性月经周期一般为 28 天，排卵期通常在第 14 天。如果性行为避开了女性的排卵期，发生在非排卵期（即安全期），则发生怀孕的可能性大大降低。但由于女性月经周期可能受多重因素影响，所以排卵期的计算难保准确，因此这种方法的避孕失败率较高，建议尽量不要采用此方式避孕。

（5）绝育

绝育是一种通过手术达到永久避孕的形式，包括女性输卵管结扎和男性输精管切除术。做绝育手术，都需要去正规医院、计生服务机构进行。这种避孕形式最适用于已经有孩子并且不想再要孩子的夫妇。

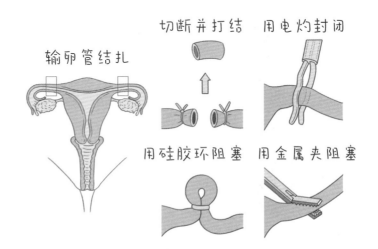

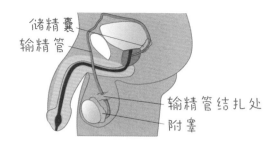

储精囊
输精管

输精管结扎处
附睾

6. 避孕药具的获取与服务

● 免费领取：已婚者可以从居住地的妇幼保健机构、计划生育机构、基层医疗卫生机构等场所免费领取，也可以到就职企业的计划生育负责人处免费领取。在一些地方，卫生计生部门还在计生站、社区卫生服务中心、商场、车站、工地等场所设置了安全套免费发放机，人们可以通过刷身份证，每月免费领取一盒安全套。

● 购买：一般而言，在超市、药店、成人用品店都可以购买到安全套，在药店可以买到口服避孕药。此外，有的地方还设置了安全套自动售卖机，便于人们购买。当然，在网上购买也很方便。

● 育龄夫妻在现居住地不仅可以免费获得避孕药具，还可以享有多项计划生育免费服务，详见附录中计划生育基本公共服务项目一览表（详见本书第 114 页）。

7. 人工流产的危害与保健

人工流产本身是一种手术，指使用药物或器械把已经长在女性子宫内的胚胎（胎儿）排出、吸出或者是刮掉。

人工流产是一种发生意外妊娠后，不得已采取的补救措施。

（1）人工流产的危害

无论药物流产或者手术人流都有相当多健康危害，包括子宫出血、子宫穿孔，宫腔感染，术后宫颈和宫腔粘连导致的不孕，子宫内膜和输卵管炎症引发的异位妊娠，以及反复自然流产、早产等；反复人工流产，也是导致不孕不育的重要危险因素。

药物流产能减轻手术流产中器械对子宫的损伤，但存在流产不全、药物过敏、月经不调等并发症，也可能发生宫颈、宫腔粘连，影响日后怀孕。

无痛人工流产是指在静脉麻醉下进行流产手术，可以减轻人流手术中的疼痛，但人工流产本身存在的风险并不能得到完全避免。

（2）人工流产后的保健

● 手术后一般要在医院里卧床休息 1~2 小时，观察子宫的收缩及阴道出血情况，如有异常应及时告诉医生，请医生检查处理。

● 流产后机体抵抗力下降，更应注意个人卫生，可以淋浴清洗，保持外阴清洁，半月内避免盆浴，勤换洗内裤。

● 注意阴道分泌物的情况，一般在一周内会有红色、淡红色分泌物，量由多到少，无明显气味。如在一周后仍有流血或较多分泌物，特别是分泌物有臭味，有发烧、腹痛等症状，应及时去医院检查和治疗，以免病情加重。

● 人工流产手术后一个月内，要避免发生性行为。

● 要按照医生的建议休息 2 周，休息期间避免繁重体力劳动，不要长时间蹲着，尽量避免接触冷水、不吃生冷食物，热天也要避免空调直吹。

● 加强营养，多吃鸡肉、瘦肉、蛋类、奶类、豆制品等富含蛋白质的食物；要多吃新鲜蔬菜、水果；还要尽量避免辛辣刺激性食物。

● 人工流产后多数在 1 个月左右卵巢就会恢复排卵，随后月经来潮。流产后一定要及时落实避孕措施（手术时就放置宫内节育器，或者手术后当天开始口服复方短效避孕药），即使想要孩子，也应在 6 个月后再怀孕。

8. 预防性传播疾病

（1）什么是性传播疾病

性传播疾病老百姓称为"性病"，是以性行为作为主要传播途径的一组传染病，主要包括梅毒、淋病、生殖道沙眼衣原体感染、生殖器疱疹、尖锐湿疣和艾滋病。除了通过性行为传播以外，"性病"还可以通过母婴、血液传播，例如梅毒可通过胎盘感染胎儿，通过血液感染他人。尽管乙型肝炎没有被称为"性病"，但乙型肝炎也可以通过性行为传播。

（2）性传播疾病的危害

● 危害个人：感染性传播疾病如治疗不及时、不彻底，男性可引起附睾炎、精索炎、前列腺炎，女性可引起子宫内膜炎、盆腔炎、输卵管炎、输卵管阻塞，导致异位妊娠（宫外孕）、流产，甚至不育等。晚期梅毒可引起神经、心血管及骨的损害。

● 危害家庭：性病很容易通过性行为传染给配偶，还可以因为污染的生活用品把性病传染给家人，进而引发家庭风波、夫妻不和、乃至婚姻危机。

● 危害后代：患病的母亲可将性病病原体传染给胎儿，发生流产、早产、死产等；也可以通过母亲的产道感染新生儿。

● 危害社会：嫖娼、卖淫、随便的性接触、吸毒等现象是性病传播的高危因素，也是造成社会不安定的因素，还会影响人们的劳动能力。

（3）如何预防性传播疾病

● 忠诚：对情感、婚姻保持忠诚，配偶双方都保持专一性伴，不与他人发生"一夜情"，远离卖淫、嫖娼、吸毒等违法和违背社会风俗的行为。

● 使用安全套：在不能确认对方是否忠诚，或者是否感染性传播疾病的情况下，要坚持在性行为中全程使用安全套。

（4）发现和治疗性传播疾病

● 孕产妇、婚前健康体检人群应接受梅毒筛查。一旦发现感染梅毒，应及时规范治疗，以预防性伴间的传染及胎传梅毒的发生。

● 如果出现尿道分泌物、白带异常、生殖器部位皮疹、破溃、水疱等性病可疑症状时，应及时到正规医院检查和治疗。感染了性病可能自己并无上述症状，任何有非婚性行为、多性伴、频繁更换性伴等不安全性行为的人，都应及时到医院检查。

● 一旦发现感染性病，要遵医嘱积极治疗和定期复查，不能自行服药停药、增减药物或找游医治疗；配偶也需要进行必要的检查和治疗。

● 在性病治疗期间应避免性行为；如果发生性行为，必须使用安全套。

● 性病治愈后也可以再次感染。因此，性病治愈后仍要坚持安全性行为。

9. 预防艾滋病

（1）什么是艾滋病

艾滋病，全称是"获得性免疫缺陷综合征"，其英文缩写为"AIDS"，根据缩写的读音，称为"艾滋病"，由艾滋病病毒即人类免疫缺陷病毒引起。艾滋病病毒侵入人体后，能破坏人体的免疫系统，使感染者逐渐丧失对各种疾病的抵抗力，最后导致死亡。艾滋病目前没有有效的疫苗，也没有能够治愈的药物，但是艾滋病可以预防。

（2）艾滋病的传播途径

艾滋病病毒通过性接触、血液和母婴三种途径传播。艾滋病病毒感染者的血液、精液、阴道分泌物、乳汁中含有大量艾滋病病毒，具有很强的传染性。

● 性传播：艾滋病病毒可通过性交的方式在男女之间和男性同性之间传播。性伴越多，感染艾滋病的危险越大。

● 血液传播：共用注射器吸毒、使用被艾滋病病毒污染的针具及器械可能感染艾滋病病毒。消毒不彻底的理发、文身、穿耳洞、修脚等工具，都有经过血液途径感染艾滋病病毒的风险。

● 母婴传播：感染艾滋病病毒的妇女可通过怀孕、分娩、哺乳等途径把病毒传染给孩子。

艾滋病病毒不会通过空气、水和食物传播，所以日常生活接触，如一起工作、学习、吃饭、运动不会传播艾滋病，握手、拥抱、蚊虫叮咬也不会传播艾滋病。

（3）艾滋病预防

● 树立负责任的恋爱、婚姻观念，彼此忠诚，杜绝性乱。在不能确认对方是否忠诚，或者是否感染艾滋病病毒的情况下，要坚持每次性行为中正确使用质量合格的安全套，并全程使用。拒绝冰毒、摇头丸、K粉等新型毒品，新型毒品可刺激或抑制中枢神经活动，易导致性乱或遭受性暴力侵害。

● 远离毒品，不静脉注射毒品，不共用针头和注射器；到正规医疗机构就诊、接受拔牙、手术和注射；不与他人共用剃须刀、牙刷；不用未经彻底消毒的理发、文身工具；避免自己的伤口接触到他人的血液。

● 感染艾滋病病毒的女性如果怀孕了，要及时告知医生，在医生指导下，采取服用抗病毒药物、安全分娩等措施有效地减少胎儿和婴儿感染。孩子出生后，要避免母乳喂养。

（4）怀疑感染了艾滋病怎么办

艾滋病病毒感染者没有特殊的外部体貌特征，判断一个人是否感染艾滋病需要通过医学检测。发生易感染艾滋病的危险行为后，应及时到各级疾病预防控制机构和医疗机构寻求咨询及检测服务。各地设立的艾滋病自愿咨询检测门诊（VCT）可以提供免费的咨询检测服务。寻求咨询检测服务人员的个人隐私受法律保护。

小贴士

忠实伴侣，洁身自好，
远离毒品，使用"套套"，
打针拔牙，正规医疗，
担心感染，检测可靠。

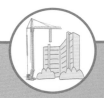

五、保护妇女儿童健康

母婴健康关系到两代人的幸福生活，从孕前保健开始，关注女性健康，孕育健康宝宝，是家庭幸福美满的保障。

1. 孕前保健

孕育新的生命是人生中的重大事件，为了确保准妈妈和宝宝的健康，需要在怀孕前就开始做准备。

（1）婚前检查

● 婚前检查有利于促进健康婚配、预防出生缺陷、预防性传播疾病。

● 我国实施自愿婚检，很多地区有免费婚前检查政策，一些地方可以在领结婚证的同时预约婚检。建议咨询当地民政部门或妇幼保健院，主动进行婚前检查。

● 婚检一般在妇幼保健院进行，婚前检查内容各地略有不同，一般包括：体格检查、生殖器及第二性征检查、化验检查、婚前遗传咨询。

（2）孕前检查

● 孕前保健至少应该在计划怀孕前 4~6 个月进行。

● 农业户籍计划怀孕的夫妇可以在户籍所在地定点服务机构（如妇幼保健院）获得免费优生健康检查，包括健康教育、健康检查、风险评估、咨询指导等 19 项。

● 有些地方已向非户籍人口免费提供孕前检查，建议主动向居住地妇幼保健机构咨询，以便获得国家的免费服务，或者选择在居住地正规医院妇科进行自费检查。

（3）做好孕前准备

● 患有艾滋病、梅毒、乙肝疾病女性如果打算怀孕，应在怀孕前及时跟医生沟通，进行治疗和干预。

● 孕前夫妻双方均应戒烟戒酒、保持良好心态，并且做到适度运动、平衡膳食、充足睡眠，为受孕做好身体上的准备。

● 一些药物（如避孕药）或医学检查（如 X 射线）会影响优生优育，准备怀孕的男女应尽量避免，万一有接触，请咨询专科医生。

● 避免密切接触宠物。

● 生活或工作环境如果会接触到有机溶剂、噪音、高温、铅、汞、苯、砷、农药等，备孕期间要远离接触有毒有害物质的工作岗位，必要时咨询专科医生。

● 牙周炎与感染性早产密切相关，且孕早期和晚期都不适宜进行口腔治疗，计划怀孕前需对口腔疾病进行彻底治疗。

（4）叶酸及多种维生素补充

补充叶酸及复合维生素有助于预防胎儿畸形。叶酸存在于许多食物中，但烹调过程中会大量破坏，所以应该补充小剂量叶酸片，这对一些吃水果和绿叶蔬菜少的女性尤其重要。

● 怀孕之前的 3 个月和孕早期 3 个月建议每天补充叶酸 0.4~0.8mg，最好能够在怀孕之前半年就开始补充。

● 国家已经向农村户籍女性提供免费叶酸，可在户籍所在地基层卫生服务机构领取。有些地方已面向非户籍人口免费提供叶酸，可以向居住地基层卫生服务机构咨询，也可在药店或医院里购买。

● 脂溶性维生素 A 和维生素 E 等，在体内不容易排出，蓄积过量还会对孕妇与胎儿造成伤害。因此，应该按照医生的建议进行此类维生素的补充。

● 购买的复合维生素中通常含有剂量充足的叶酸，服用复合维生素时应注意叶酸含量，一般不需要再单独补充叶酸。

2. 孕产期保健

孕产期保健的目的是定期检查孕妇和胎儿的健康情况，发现问题及时解决，确保母子健康。

（1）国家提供哪些孕产期免费服务

怀孕后，要在 13 周前到居住地的社区卫生服务中心 / 乡镇卫生院建立《孕产妇保健手册》，主动利用国家提供的免费服务，包括：

● 孕早期、孕中期（16~20 周、21~24 周）和孕晚期（28~36 周、37~40 周）的健康状况评估与健康教育。

● 产后出院 7 天内的 1 次入户产后访视。

● 产后 42 天到居住地社区卫生服务中心 / 乡镇卫生院进行产后健康检查。

（2）孕期健康生活方式

● 坚持早晚刷牙、餐后漱口。

● 要禁烟禁酒，最好不穿高跟鞋、不染发、少化妆，服装以舒适为宜。

● 每天应进行适宜运动，保证合理膳食，均衡营养，在医生指导下适量补充铁、钙等营养素。

● 维持体重的适宜增长。孕前体重正常的孕妇，孕期增重值为 12kg 左右。

（3）一般情况下的产前检查

孕妇应该按照医生的建议定期进行产前检查。一般情况下，应在下列孕周做产前检查：孕 6~13 周，孕 14~19 周，孕 20~23 周，孕 24~28 周，孕 30~32 周，孕 33~36 周，孕 37~41 周。在整个孕期至少要进行 5 次产前检查。

首次产前检查应当做乙肝、梅毒和艾滋病检查。一般产前检查内容包括测量血压、体重、胎位、胎心率，血、尿化验和 B 超等检查，及孕期营养、运动、心理咨询指导等。有妊娠期高血压、妊娠期糖尿病、贫血等的孕妇应严格按照医生的要求进行产前检查和保健。

（4）孕产期外出时的注意事项

● 频繁改变居住地不利于孕妇的休息和饮食营养，不利于产前检查的连续性和记录的完整性。所以孕期尽量不变换居住地。

● 怀孕的前 3 个月是胎儿流产和致畸的敏感时期，应注意休息，避免远途旅行。

● 在身体不适期间不宜外出，怀孕 7 个月以后不宜进行长途旅行；如果外出，应选择不太颠簸的交通工具。

● 孕期变换居住地点时不要忘记携带产前检查的各类资料，到达新的居住地点时及时登记并接续检查。

（5）住院分娩

医院有专业的医护人员和必要的设备、条件，为母婴安全提供了更好的保障。因此要住院分娩。

● 目前我国有农村孕产妇住院分娩补助政策。异地住院分娩的农村孕产妇原则上回户籍所在地享受住院分娩补助。

● 临近预产期时，如果出现腹痛、流水（应注意要平卧，不要随意走动）或出血时，应带好相关资料尽快去医院就诊，并记录好发生上述症状的时间。

（6）自然分娩与剖宫产

● 自然分娩是分娩的常规方式，大多数孕妇都能自己生孩子。自然分娩能使宝宝的肺得到锻炼，促进宝宝健康，也能帮助分泌乳汁，妈妈产后恢复快。

● 剖宫产（也叫剖腹产）是用来解决难产问题的手术，并不是常规的分娩方式，对产妇和宝宝都存在一些健康风险。

● 在孕期检查中没有不适合自然分娩的情况，孕妇应在医生的指导和协助下，进行自然分娩，而不能因为害怕分娩时的疼痛盲目选择剖宫产。

● 分娩时出现异常的产妇需要在产后到原来分娩的医疗卫生机构进行检查。

（7）科学"坐月子"

"月子"是指产褥期，通常被认为是生孩子那天开始的一个月时间。从医学角度看，生孩子后，产妇全身各器官（除乳腺外）恢复至妊娠前状态，需要 6 周（42 天）时间，所以，科学的"坐月子"时间大约是一个半月。如果发生过孕期严重合并症、分娩时大出血、抢救等情况，需要根据情况延长"坐月子"时间。

月子期间应该注意以下方面：

- 多和宝宝亲密接触，有利于母婴联系建立。
- 减少亲戚朋友探望产妇和宝宝。
- 避免同房和盆浴。
- 注意保暖、避免寒风直吹、但要注意定时开窗通风，衣物湿了勤更换。
- 定期洗澡洗头，注意保暖及时擦干，谨防感冒。
- 适当下地活动，促进胃肠功能恢复，避免静脉血栓形成。
- 坚持做产褥操，循序渐进，科学减重，促进形体恢复。
- 餐后及时漱口，每天刷牙，用细软牙刷，最好用温水。
- 多喝汤水，适度吃蔬菜水果，保证优质蛋白、谷物的适量摄入，要避免大鱼大肉，避免大量喝油汤。
- 合理用眼，要适量减少看电视、电脑、手机和书报的时间。
- 产后过早从事体力劳动、过度锻炼、长时间绑腹带、站立体位下抱宝宝时间太久以及顽固性便秘等，可能影响盆底功能，应注意避免这些情况。

（8）产后盆底恢复

产后盆底恢复很重要。如果恢复不好，会造成盆底功能障碍（可出现咳嗽时漏尿、便秘等，严重的可导致尿失禁及子宫脱垂等情况），不仅影响正常生活，也会为绝经后的子宫健康埋下隐患。

● 产后一年内是盆底肌功能恢复的"黄金时间"，产后 1~4 周适宜在医生指导下，在家自行进行盆底肌训练（缩肛运动），产后 42 天最好到医院做一次盆底功能检查。

● 坚持做"盆底功能操"是比较便捷的盆底恢复方法，具体做法是全身放松，在吸气时，收缩肛门肌肉并保持这种状态约 5 秒，慢慢呼气，同时逐渐放松肛周肌肉，如此反复。每次 5 分钟，每天 3~5 次。该操简便易行，躺着、坐着均可。

（9）产后避孕

女性在产后可能很快再次受孕，即便月经还没有恢复，也有可能受孕。因此，在产后月经恢复前也应该注意避孕。产后避孕的方法参考第四部分中避免意外怀孕的方法，但应注意：母乳喂养的母亲最好采用工具避孕的方法，最好不要选择口服药物避孕。

小贴士

优生优育是大事，利国利家利宝宝。

婚前检查需要做，补充叶酸不能少。

孕检至少做 5 次，建档、监测很重要。

注意饮食和运动，自然分娩母子好。

坐月子要讲科学，产后避孕要记牢。

3. 母乳喂养

几乎每个健康的妈妈都可以母乳喂养宝宝。世界卫生组织建议，6个月内纯母乳喂养是最佳的婴儿喂养方式，不需要添加辅食。婴儿满6个月应及时添加辅食，同时可继续母乳喂养至24个月及以上。

（1）母乳喂养的好处

● 能增强婴儿的抵抗力，减少疾病发生，如感冒、中耳炎、婴幼儿腹泻等。

● 有助于婴儿的心理、情感发育，增进母子感情。

● 经济实惠、方便快捷。

● 母乳更适合早产儿和低出生体重儿的喂养。

（2）母乳喂养注意事项

● 初乳是宝宝出生后的前两天极少的一点奶，含有大量有益成分，最应该给宝宝吃；新生儿尽早吸吮母乳，益于乳汁分泌。

● 母乳能够满足6个月内宝宝生长发育的需要，没必要过早添加辅食。

● 可以从宝宝的反应、每天尿量或尿次和体重增长情况来评估母乳量及喂养量是否足够。

● 宝宝频繁有效的吸吮，能增加妈妈乳汁的分泌，母乳的乳量是随着新生儿的需求增长而增多的。

● 母亲在感冒时，可以继续哺乳，但应减少与宝宝面对面的接触，可以戴口罩。

● 哺乳的妈妈可适量增加液体摄入量，如热饮、汤等，要避免喝浓茶和浓咖啡。

● 建议在异地务工的新妈妈们能够在老家停留半年或者将宝宝带在身边，以保证婴儿6个月实现纯母乳喂养。

● 如果不能进行母乳喂养时，注意选择适合婴儿月龄、经卫生部门许可出售的配方奶制品。应该根据配方奶的产品说明进行冲调，且不可自作主张增加或减少配方奶的浓度。

（3）哺乳姿势

正确的哺乳姿势和乳房含接是成功母乳喂养的关键环节。要像图示那样，哺乳时婴儿后脑勺和脊柱保持一条直线，身体贴近母亲，应将母亲乳房的大部分乳晕含在口中，这时宝宝的嘴巴按压乳晕内部的乳窦，能充分刺激乳腺分泌乳汁，宝宝才能源源不断地吃到奶。

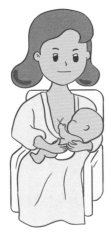

交叉式

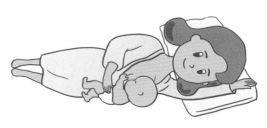

侧卧式

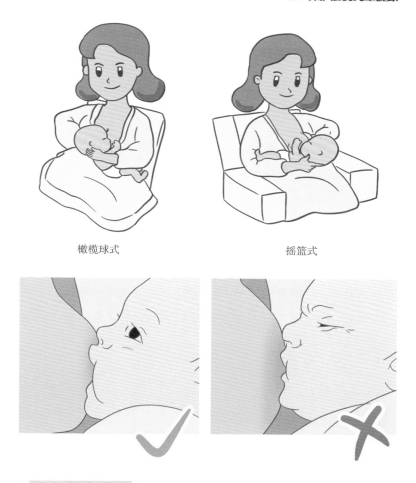

橄榄球式　　　　　　　　摇篮式

4. 辅食添加

适时、恰当地给婴儿添加辅食，可以有效保障婴儿健康成长。

（1）什么时间开始添加辅食

● 辅食开始添加时间应为婴儿 6 月龄时，最早也要从满 4 个月（也就是第 5 个月）再开始添加辅食。

● 即使母乳非常充足，满 6 个月也要开始给婴儿添加辅食了，太晚会错过最佳的辅食添加时间。

● 不要过于强求宝宝的进食量，同时应保证每天奶的摄入量。

● 当宝宝出现以下特征时可以考虑添加辅食：对奶以外的食物表现出兴趣，如见到食物眼睛发亮或流口水；大人吃饭时伸手去抓或盯着大人嘴动；可以独立支撑头部，挺舌反射（放入婴儿口中的食物被舌头顶出来）消失。

（2）如何添加辅食

添加辅食的原则是循序渐进，一种辅食适应几天后再添加另一种。辅食添加量也要循序渐进地增多，根据宝宝的接受情况进行添加。

起始辅食最好是婴儿营养米粉，建议购买正规品牌的成品米粉，因为其中已强化了钙、铁、锌等多种营养素，宝宝可获得比较均衡的营养，而且胃肠负担也不会过重。宝宝能够耐受米粉 2~3 周后，可以加上少许菜泥。7~8 个月后可开始加蛋黄、肉泥。大约宝宝 10 个月时可以进行两顿完全辅食喂养。鱼汤、蛋清应该再晚些加入，以防过敏。

● 1 岁内的婴儿注意添加瘦肉泥和动物肝脏泥，可以预防婴儿贫血。

● 一般宝宝 1 岁以后才在他们的辅食中添加盐，但也只是极少量。

- 尽量给婴儿单独做饭，保证食品卫生。

- 给婴儿添加的非乳类食物应当多样化，注意少糖、无盐、不加调味品。

（3）维生素 D 和钙的补充

维生素 D 在提升钙的吸收和利用方面具有重要作用。早产儿及双胞胎应在出生后 1~2 周开始补充维生素 D，足月儿应在出生后 2~4 周开始补充。

- 补充剂量：6 个月以下宝宝每天补充 400 单位，6 个月以上每天补充 400~600 单位，并持续至 2~2.5 岁。

- 晒太阳也是补充维生素 D 的好办法，但宝宝的皮肤娇嫩，要注意防晒。如果日晒较多，可以适量减少维生素 D 的摄入。

- 半岁内的宝宝，每天母乳或配方奶达到 600~800ml，可以满足身体发育对钙的需要，不需要额外补充。如果宝宝发育较快，则可适量增补钙剂。

5. 婴幼儿常见疾病的照护

（1）腹泻

腹泻，即拉肚子，这不是一种疾病，是多病原、多因素引起的以腹泻为主的一组疾病。主要特点为大便次数增多和性状改变，可伴有发热、呕吐、腹痛等症状。

- 婴幼儿腹泻，不需要禁食，可以继续母乳喂养，及时补充液体，避免发生脱水。

- 家长要密切观察宝宝是否有脱水情况。轻度脱水的宝宝眼眶、前囟出现凹陷，有口渴感，口唇稍干燥，尿量比平时减少，尿色较黄，爱哭且哭的时候眼泪少。如有脱水时，家长可以到医院开口服补液盐（ORS），加入 250ml 温水中搅拌均匀后，给婴幼儿服用。

（2）发热

用腋下体温表量体温，如超过 37.5℃可认为是发热。婴儿体温超过 38.5℃，需要在医生指导下采取适当的降温措施。

发烧宝宝的护理应注意：

● 发烧的宝宝可能奶吃得少，这时应增加喂母乳次数，6 个月后的宝宝则要多补充水分。

● 避免环境温度过高；注意穿衣适量，切忌衣物及包裹过多或过紧。

● 以物理降温为主，可用冷水袋枕于新生儿枕部，体温过高可以温水洗澡或温水擦浴，水温控制在 33~36℃为宜，不建议使用酒精为新生儿擦浴。

● 成人的药很多都不适合小宝宝吃，不能减量后给宝宝服用，需要阅读药物说明书或在医生指导下用药。

6. 预防接种

（1）疫苗的接种地点

宝宝在出生后即可在居住地社区卫生服务中心 / 乡镇卫生院办理预防接种证和接种卡，医生会通过电话或卡片预约等多种方式，通知家长宝宝接种疫苗的种类、时间、地点和注意事项。

预防接种证是宝宝规范接受预防接种的记录和凭证，

需要长期保存，以备宝宝入托、入学、入伍或将来出入境的查验，不可遗失。宝宝跟随家长从家乡到务工的城市，一定要记得携带预防接种证，及时到新居住地的社区卫生服务中心登记并按期接种疫苗。

（2）疫苗的种类和接种时间

疫苗分为两类：

第一类疫苗，是指政府免费提供的疫苗。目前儿童免疫规划接种的第一类疫苗包括12种，接种22剂次，要求在孩子7岁之前完成接种，其中大部分（14剂次）在1岁之内接种。家长应该按照预约的时间和通知，按时带宝宝接种疫苗。儿童免疫规划疫苗的接种时间和预防的疾病如下表所示：

年 / 月龄	疫苗种类	可预防的疾病
出生时	乙肝疫苗第 1 剂	乙肝
	卡介苗 1 剂	结核病
1 月	乙肝疫苗第 2 剂	乙肝
2 月	脊灰灭活疫苗 1 剂	脊灰
3 月	脊灰减毒活疫苗第 1 剂	脊灰
	百白破联合疫苗第 1 剂	百日咳、白喉、破伤风
4 月	脊灰减毒活疫苗第 2 剂	脊灰
	百白破联合疫苗第 2 剂	百日咳、白喉、破伤风
5 月	百白破联合疫苗第 3 剂	百日咳、白喉、破伤风
6 月	乙肝疫苗第 3 剂	乙肝
	A 群流脑多糖疫苗第 1 剂	A 群流脑
8 月	麻风联合疫苗 1 剂	麻疹、风疹
	乙脑减毒活疫苗第 1 剂	乙脑

续表

年 / 月龄	疫苗种类	可预防的疾病
9 月	A 群流脑多糖疫苗第 2 剂（与第 1 剂间隔≥ 3 个月）	A 群流脑
18 月	百白破联合疫苗第 4 剂	百日咳、白喉、破伤风
	麻腮风联合疫苗 1 剂	麻疹、流行性腮腺炎、风疹
	甲肝减毒活疫苗 1 剂	甲肝
2 岁	乙脑减毒活疫苗第 2 剂	乙脑
3 岁	A 群 C 群流脑多糖疫苗第 1 剂	A 群流脑、C 群流脑
4 岁	脊灰减毒活疫苗第 3 剂	脊灰
6 岁	白破联合疫苗 1 剂	白喉、破伤风
	A 群 C 群流脑多糖疫苗第 2 剂	A 群流脑、C 群流脑

第二类疫苗，是指需要自费并且自愿接种的其他疫苗。家长可根据实际需要进行选择。具体有哪些二类疫苗，请咨询居住地社区卫生服务中心或乡镇卫生院。

有以下情况时不能注射疫苗，可以延后接种：

● 患急性疾病。

● 患严重的慢性疾病或慢性疾病的急性发作期。

● 发热时。

● 对疫苗所含成分过敏时。

● 患脑病、进行性神经系统疾病和未控制的癫痫。

● 上次接种该疫苗后，曾出现过严重反应。

● 最近 6 周内注射过丙种球蛋白或免疫抑制药物，不能接种减毒活疫苗。

● 一些疫苗的接种间隔需要在 4 周以上。

● 关于宝宝接种疫苗，有任何疑问，可以咨询医疗卫生机构专业人员。

（3）接种后的注意事项

预防接种后要在医疗卫生机构留观 30 分钟，观察宝宝是否有不适或严重过敏反应，回家后注意休息，24 小时之内不要洗澡，保持注射部位卫生，以防感染。

预防接种后可能有发热、呕吐、腹泻、皮肤反应等情况；接种后 24~48 小时之内，注射部位可能发生红、肿、热、痛等局部反应，有时注射部位附近的淋巴结也可能肿大。如果宝宝的反应较重，高热持续不退，过敏反应较重，或出现精神萎靡不振、局部化脓等情况，应去医院检查处理。

7. 父母应多陪伴婴幼儿

新生儿时期，母亲通过哺乳、怀抱、抚摸、说话、唱歌、微笑等行为建立和培养母子感情，妈妈的这些行为还能促进婴儿智力发育，是早期教育的开始。

良好的亲子关系可使婴幼儿得到安全感，更好地熟悉、认识和适应新的环境，为今后语言、运动和理解等能力的发展打下良好的基础，否则可能会影响儿童的身心发育，严重时会导致儿童情绪和行为障碍的发生。

父母日常生活中的一举一动、言谈举止都会潜移默化被宝宝模仿学习。在宝宝的性格意识形成阶段多抽出时间和宝宝相处，让宝宝的成长过程中充满父母的爱，可以让宝宝更快乐的成长，拥有健康的性格和正确的价值观。

在宝宝三岁以前，母亲最好留在家里照看宝宝或者外出务工时把宝宝能带在身边。如果暂时不便把宝宝甚至是年长一点的孩子带在身边，要尽可能多的通过电话、视频等途径，关注孩子的成长，关心孩子的心理和身体健康。

小贴士

母乳是个宝，经济实惠营养好；
初乳不丢掉，母乳喂养开奶早；
至少6个月，宝宝健康得病少；
7月加辅食，循序渐进很重要；
要打预防针，防患未然是法宝；
陪伴多关注，心理健康不忘掉。

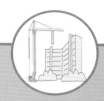

六、预防意外伤害

人们在日常生活中可能会遇到不同种类的伤害，轻者造成微小伤痛或伤害，重者可导致严重外伤、出血、窒息，甚至是死亡。居安思危，做好预防工作可减少伤害的发生。

（一）安全出行

1. 安全驾驶

（1）驾车不超速

我国对不同类型的道路都有车速的限制。当车速过快时，驾驶员对周围环境情况的观察时间和反应时间减少，难以及时采取紧急措施，即使做出了反应，车辆还需要一定的制动时间和距离，可能带来严重的后果。

（2）严禁酒后驾车

我国的交通法规严禁各种机动车驾驶员酒后驾车，目的是保护他人和驾驶员本人的生命安全。每个驾驶员一定要做到"开车不喝酒，喝酒不开车"，任何人都不应该劝司机喝酒。抱有侥幸心理，认为自己没喝醉、路途短、不会遇到交警检查而酒后驾车一定要杜绝。

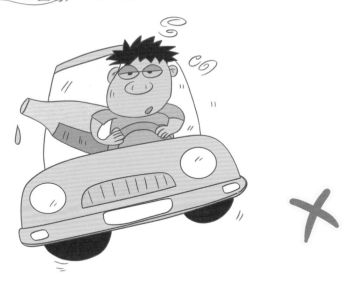

（3）正确使用安全带和儿童座椅

驾驶员和乘车人应正确使用安全带，儿童乘车应使用儿童安全座椅，可减轻发生意外时的伤害。我国交通法还规定 12 岁以下儿童乘车不能坐前排副驾位置。

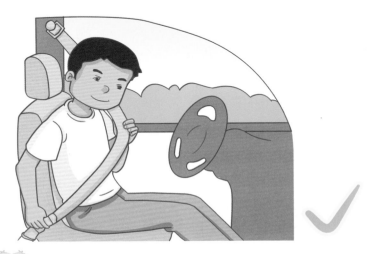

（4）驾车禁止使用手机

驾车时使用手机而单手操作方向盘，降低了操作安全性，免提电话也会使司机分心，延长刹车反应时间。如果在驾车时需要使用电话，应将车辆停泊在安全的区域再使用。

（5）不疲劳驾驶

日夜兼程驾车容易导致疲劳驾驶，极大增加了发生交通事故的风险。驾驶员应保持充足的睡眠时间，并科学安排行车时间，注意劳逸结合。跑长途时，每4个小时应该休息20分钟。

（6）驾驶摩托车需佩戴头盔

骑摩托车的人应佩戴安全头盔。为确保发生事故时头盔能够有效降低撞击对头部带来的影响，应购买正规厂家生产的、符合安全标准的头盔。

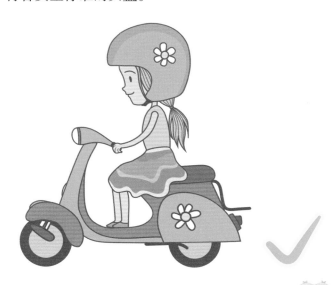

2. 安全骑行 / 步行

（1）不闯红灯

非机动车骑车人和步行者在经过有交通信号灯的交叉路口时，应遵守"红灯停，绿灯行"的规定。如果在绿灯期间不能完全通过马路，应在路中间的"安全岛"或停止在路中心隔离带耐心等候第二次绿灯，切忌加速猛跑或中途突然折返。

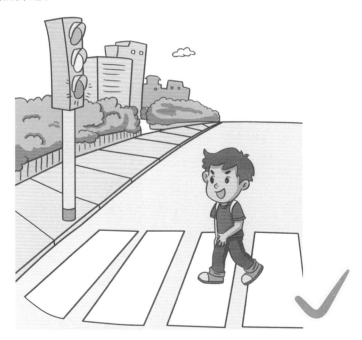

（2）行人过马路要走人行横道或过街设施

行人横过道路要走人行横道或过街设施（过街天桥、地下通道等），决不能贪图方便或者着急而直接从道路的中间穿过，更不能跨越隔离墩、护栏，以免给自己的人身安全带来危险。

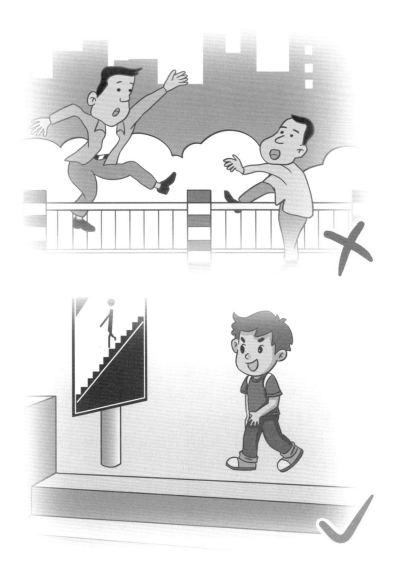

（3）骑车人应注意的其他事项

骑车要走非机动车道，不逆行，不骑车带人；骑车人过人行横道要推行，不要骑车上高速（快速）路。

小贴士

走路要走人行道，杜绝酒驾和疲劳；

开车不能打电话，头盔、安全带很重要！

（二）预防婴幼儿／儿童意外伤害

1. 预防儿童烧烫伤

儿童天性好奇，容易被火或者烫的物体烫伤。日常生活中儿童烧烫伤主要是由开水、热汤和热粥引起。

（1）烧烫伤的预防措施

● 家长要有预防烧烫伤的意识，注意看管孩子，不要让孩子到厨房玩耍。

● 不要抱着孩子做饭、盛饭、倒开水。

● 暖水瓶、开水壶、电饭锅、盛热饭热汤的容器要放到孩子伸手够不到的地方。

● 大人在冲开水、端热汤和热粥时要叫孩子避开。

● 热水袋取暖时温度不宜太高，用毛巾等包好，并注意观察皮肤情况。

● 给儿童洗澡时先调好水温再让儿童进浴盆。

● 严禁儿童燃放烟花爆竹。

● 家中不要存放汽油、煤油等易燃物。如果需要存放，家长一定要妥善管理易燃物，以免发生意外。

（2）烧烫伤的急救方法

● 烧烫伤后如有衣物粘连，应用剪刀沿伤口周围剪开。

● 烫伤如果有水疱，不要将水疱弄破。如果皮肤没有破损，只是发红，可将烫伤部位浸入干净的冷水中或进行冷敷以减轻疼痛。

● 如果烫伤比较严重，可使用纱布覆盖烧烫伤部位，并用绷带松松地绑住纱布，尽早去医院就诊。

2. 预防儿童溺水

对于幼童来说蓄有几厘米水深的水桶，洗澡盆里的水或一片稻田都可能带来溺水的危险。溺水是儿童意外死亡的主要原因，以夏秋季、农忙、放暑假时为多，应注意预防。

（1）预防溺水的措施

● 教育孩子识别危险水域并远离危险水域，严禁到江河湖塘游泳，不要单独下水游玩。

● 游泳时首先要识别泳池深浅区，不要随便到深水区游泳，游泳活动量要循序渐进。不会游泳的孩子游泳前需穿戴漂浮器具。不准推人入水，在水中不要嬉戏打闹，不要在池中潜泳。

● 必要时让孩子参加正规的游泳训练，掌握正确的游泳技能。

● 家长应加强对孩子的监管，带孩子去游泳或者戏水乐园玩，要随时关注孩子的情况。

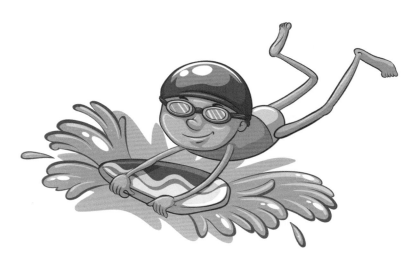

（2）预防农村儿童溺水的安全措施

● 家中的水缸、大浴盆、大水槽及暴露在外的水井，要加盖或加护栏。

● 农村家庭的粪坑要加盖保护，以防止孩子失足溺粪。

● 不要让幼儿独自到井边、河边、湖边、池塘边以及山溪处游玩。

● 农忙季节或看护人工作、干活时，要委托其他成人看护好幼儿。

（3）溺水救护要点

● 救护者快速脱去外衣，尤其要脱去鞋，迅速游到溺水者附近，从其后方前进予以救援。

● 如救护者水性较差，最好携带救生器材，如救生圈、木板。

● 将溺水者救上岸后，首先要清理溺水者的呼吸道，因为溺水者口鼻多有淤泥、杂草、呕吐物等堵塞呼吸道；紧裹的衣服和腰带要松开或去除，然后将溺水者头朝下进行控水。

● 如果溺水者呼吸心跳停止，应立即在现场进行心肺复苏抢救，同时拨打 120 急救电话。

● 经过现场急救基本恢复的溺水者，也应送医院观察，以免延误肺部并发症的诊治。

3. 预防儿童摔落伤

摔跤是儿童发育中的一个正常现象，大多数儿童的摔跤只造成轻微的损伤，但是有些摔落造成的伤害超出了人体的恢复能力，甚至造成终身残疾和死亡。

高空坠落伤是指在日常生活中，从 1m 以上的高处坠落，使人体组织器官遭到一定程度破坏而引起的损伤，是摔落伤中较为严重的一种。

预防儿童高空坠落的措施如下：

● 家长及托幼机构应该对幼童实施"不间断"的监护。

● 家长应按年龄阶段培养孩子的自我保护意识，让幼儿知道跌落的危险。

● 不要让孩子在窗台玩耍，教育孩子不要以楼梯扶手当滑梯玩耍。

● 家庭和幼儿园的窗户可以安装护栏，护栏应足够高，不宜攀爬，栏杆的间隙不能过宽，以防孩子钻出。

● 门窗和阳台的插销应放在门窗的上端，以防幼儿够到。在阳台不要探出身子。

● 家中的桌椅不要靠近门窗。不要让孩子攀爬凳子、桌子和床等家具。

● 患有癫痫、高血压、低血压和低血糖疾病的成人，抱孩子时应注意观察周围环境，不要站在危险的地方。

● 日常走路不踩井盖，以免发生意外。

4. 预防儿童道路交通伤害

不遵守交通规则是儿童发生道路交通伤害的主要原因，为此，需要家长、儿童监护人、学校老师加强对儿童的教育和管理，做到以下几点：

● 教育儿童严格遵守交通规则，过马路走人行横道、过街天桥或地下通道，过马路不闯红灯。

● 幼童外出一定要有家长陪伴；横过马路时家长要牵着幼童的手。

● 教育儿童不在道路上玩耍，追逐打闹。

● 12岁以上儿童骑自行车，要做到不骑无闸车、骑车下坡要减速，不骑车带人、不逆行、不在机动车道骑自行车。

● 路上的车辆应礼让儿童，做到儿童优先。

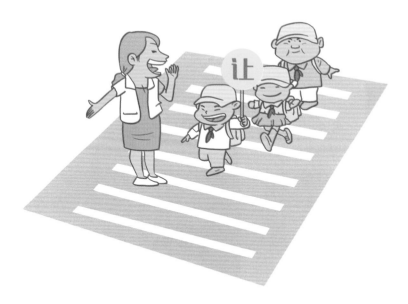

5. 儿童安全乘坐扶梯

儿童是电梯伤人事故的主要受害者，除了电梯质量问题之外，儿童乘坐电梯时行为不当也是重要原因。

儿童安全乘坐扶梯常识如下：

● 幼童乘坐扶梯需有成人陪伴，幼儿应由成人抱着乘坐。

● 搭乘时留心过长的毛衣、丝巾、裙子、裤子和外套，松开的鞋带、腰带，以及柔软的鞋子（如洞洞鞋等），防止被梯级卷入或卡住。

● 搭乘电梯时需按顺序依次搭乘，切勿相互推挤。

● 踏入自动扶梯时，双脚要离开梯级边缘，站在梯级踏板黄色安全警示边框内。

● 搭乘电梯时要面向梯级运动方向站立，如果孩子够高，告诉他们抓紧扶手；否则，成人必须拉着孩子的手，不要坐在阶梯上，禁止孩子在扶梯上蹦跳。

● 如果婴儿坐在童车内，乘梯前要把孩子抱出，童车应收起折叠，或者改乘直升电梯。

● 离开时，要顺梯级运动之势抬脚迅速迈出。同时不要在出口区域逗留，以免后续下梯者会对孩子造成冲撞。

● 如遇意外，应立即呼叫位于扶梯两端的人员，按下扶梯的"紧急停止按钮"。

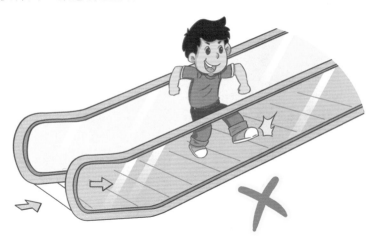

小贴士

孩子好奇又好动，切莫忽略受伤害；

远离炉火和开水，还要防止高处摔；

外出牵手需同行，遵守交规防意外；

乘坐电梯守秩序，家长要把儿童揣；

河湖游泳有危险，切莫贪图一时快。

（三）远离房屋里的安全隐患

1. 预防煤气中毒

无论使用煤炉做饭或取暖的家庭，还是使用煤气罐、管道燃气的家庭，都应预防煤气中毒。

（1）煤气中毒的预防措施

● 正确安装和使用煤炉。炉具要保证完好无损，不能漏气。要安装风斗，伸出室外的烟囱要有防风帽，经常检查风斗和烟道是否通畅。如果用火盆取暖，应敞开窗户或待木炭烧红后再搬入室内，入睡前把火盆移出室外。

● 燃气炉灶在使用期间要注意看管，使用完毕应关紧炉灶开关，避免燃气泄漏。外出一天以上，应关上煤气罐阀门或者燃气管道阀门。

● 严禁私自改装、迁移、拆除燃气设备或私自接管用气。

● 购买合格的燃气热水器，燃气热水器应安装在浴室外，应经常检查有无泄漏情况。

（2）煤气中毒的急救措施

发现有人煤气中毒，需迅速打开门窗通风，保持呼吸道通畅，如果是寒冷季节应注意保暖。

如果患者呼吸心跳停止，应立即实施心肺复苏术。同时拨打120，迅速将患者送往附近的医院。

2. 预防电击伤

随着家用电器的增加，不少家庭都有杂乱成堆的插座和电线，增加了家庭成员发生触电事故的风险。

预防触电事故的措施如下：

（1）做好自我防护

● 手湿时绝对不能碰电源插座。

● 使用电热毯取暖，睡觉前一定要切断电源。

● 发现有人触电倒地时不要直接用手去拉触电的人，应首先断掉电源，并用木棍等绝缘的物品将引起触电的电线挑开。

（2）家长要加强对儿童的教育和监管

● 不要让孩子接近微波炉、电暖器、电风扇等危险电器。

● 电热器不应放在儿童能够到的地方。

● 不让儿童自己进行用电操作；避免孩子用手指或金属物品插捅电源插座的孔眼。

（3）营造安全用电环境

● 家庭中各种电器的安装应符合安全标准。

● 家中的电线不能乱接乱拉。

● 家庭装修时应安装防触电插座。

● 外出时要关掉电源。

小贴士

取暖、烧饭煤与电，时时检查保安全，

电线乱接要不得，外出离家断电源，

119、110、120，急救电话记心间。

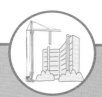

七、关注心理健康

随着社会文明的不断进步，我们对幸福和健康有了更高的追求。另一方面，城市生活节奏快、成活成本高，也使人们面临很多压力。因此，心理健康正在越来越受到人们的关注。了解什么是心理健康，对于增强与维护我们的整体健康水平有重要意义。

1. 中国人心理健康的标准

心理健康并不仅仅是指没有心理疾病，是指智力正常，内心世界丰富、充实、和谐、安宁，情绪稳定，有自信心，能够恰当地评价自己，思维与行为协调统一，有充分的安全感等。也就是说个体能够正确认识自我，控制自己，适应发展中的环境，理智地对待外界的影响，使心理保持平衡与协调。

中国人心理健康6条标准：

- 认识自我，接纳自我。
- 情绪稳定，有安全感。
- 建立良好的人际关系。
- 自我学习，独立生活。
- 行为符合年龄和环境、实现个人满足。

● 适应环境，应对挫折。

2. 了解自己的性格

了解自己的性格是非常重要的，可以帮助人们理解、调整自己的行为和处事方式。人的性格一般分为内向型和外向型两类：

（1）外向性格

● 活泼开朗，精力充沛，愿意和好朋友探讨自己的烦恼；兴趣广泛，热衷于各种社会活动。

● 热衷于人际交往，很容易与人打成一片，并能在社交中感到快乐。能形成一股强大的人际吸引力，为自己积累起宽广的人脉。

● 敢打敢拼敢冒险，更能抓住机遇，果断出击，不会过分惧怕失败，在遭遇挫折后能够很快恢复信心。

（2）内向性格

● 内心世界丰富、细腻，对事物探索得更深，拥有更敏锐的观察力和对事物独到的见解。

● 喜欢独立思考、沉稳踏实、耐心谨慎、自制力强、坚韧不拔，并且能够始终坚守梦想，默默耕耘，不为外界的喧嚣热闹而动摇。

● 做事低调，在宁静中能获得更多的快乐。

外向性格和内向性格都有各自的优势，不要羡慕别人，要正视自身性格的优点和局限，既善于发现并发挥自己的优势，又能充分认识到并接受自己的不足。

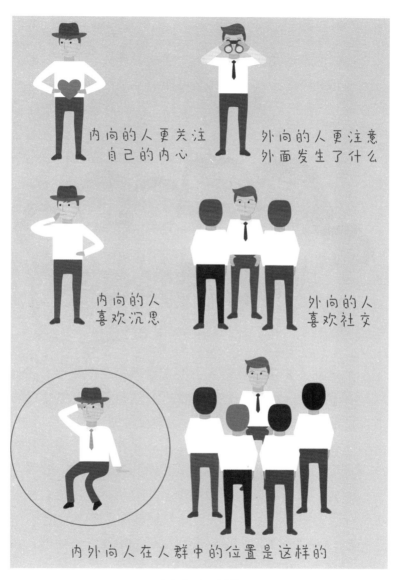

内向与外向性格

3. 调整自己的坏情绪

消极的情绪是人正常情绪生活的一部分，但过多的消极情绪不利于心理健康，甚至可能诱发某些躯体疾病，而积极的情绪可以治疗疾病。那么，怎样调整自己的坏情绪呢?

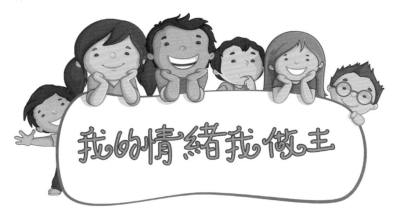

● 倾诉：向亲人、老乡、朋友倾诉自己的烦恼、委屈等，寻求亲人、朋友的帮助。也可通过写日记、微信等宣泄不良情绪，或找心理咨询师寻求专业帮助。

● 尝试做深呼吸：发现自己有坏情绪来袭击时，暂时放下手中的一切事情，休息片刻，做几次深呼吸。步骤包括：坐直，微闭双眼，排除杂念，尽力用鼻子吸气；轻轻屏住呼吸，慢数"1、2、3"，呼气，重复3次以上。

● 运动与休闲：当感到有压力，情绪在变坏时，可以去做体育运动，唱唱歌，散散步等等。耗氧运动（如跑步、快走、游泳、骑车等）是一种改变恶劣心情的有效方法。

● 想哭就哭：当情绪很糟糕或感觉想哭的时候，不要憋着，哭也能使痛苦、悲伤的心情减少许多。

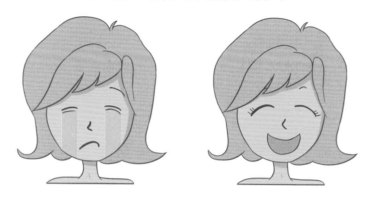

小贴士

坏情绪，难避免，有办法，去消减：

会倾诉，多运动，深呼吸，哭一哭，

再振作，露笑脸。

4. 与他人交往

（1）建立良好的人际关系

人际关系是生活中的一个重要组成部分。处理不好人际关系，不仅对工作和生活有不良影响，也不利于自己的心理健康。自尊并尊重他人：在各种场合都要尊重自己，尊重别人的生活习惯、兴趣爱好、人格和价值；

● 沟通时要坦诚：只有诚以待人，心怀坦荡，才能产生感情的共鸣，收获真正的友谊。

● 接纳别人的看法，能认真、诚恳地听取别人表达的信息。

● 向别人提出要求，要合情合理，不能仅仅考虑自己。

● 培养幽默感，尊重他人的自由。

● 主动关心他人，别人做得好的地方要真诚地给予赞美。

● 客观进行自我评价，自我肯定要适度。

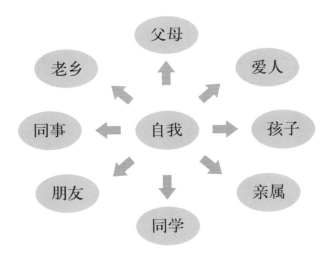

（2）处理好与上级的关系

在工作中，如果觉得自己受了委屈，可以找个没人的地方发泄不满，或者辞职另寻出路，但不能贸然跟上级对着干。与上级搞好关系有几个重要原则：

● 只要是上级交代的任务，不管简单与困难都要尽量完成。

● 善于与人合作，在工作中取得了成就后不要争功、出风头。

- 行使自己的权利但不能超越权限，擅自做主。
- 和上级对工作处理有不同意见时，不要在同事面前直接顶撞上级，可以单独与上级交流，提出自己的建议。

（3）处理好夫妻关系

日常夫妻相处时，要做到：

- 关心、体贴对方，即使工作再忙、再累，也要尽可能在吃饭时、睡觉前聊聊天。
- 出现想法不一致时，要开诚布公地谈自己的想法，也要认真听对方的想法，共同分析，尽可能达成一致。
- 认为对方有错，不要当时发火，不要带着情绪处理问题。可以找一个双方都比较放松的时间沟通，要就事论事，也要给对方解释的机会。
- 日常生活中要相互信任，彼此尊重，能接受批评。
- 一旦出现矛盾，要积极处理和解决，尽量不要消极对立、冷战。
- 夫妻恩爱是家庭幸福最重要的保障，不要因为一心扑在孩子身上而冷落了对方。

如果夫妻两地分居，也要主动沟通联系，这对于维护夫妻关系很重要，具体做法包括：

- 每天或定期联系，可以通过QQ、微信、电话讲讲自己工作生活中的各种事情，也关心对方各方面的情况。
- 不做让爱人误会的事情。比如，不跟不认识的异性网友聊天，不单独跟异性外出，不与异性煲电话粥等等；如果出现上述情况，及时主动和爱人沟通说明情况。

● 两地分居更需要相互理解和信任，要尽可能抽空回家或者去看望对方。

● 要努力寻求机会，使夫妻在同一城市务工，长期两地分居不利于夫妻感情的维护。

● 如果一方需要放弃自己的工作到对方打工的城市时，都要有积极的心态，共同克服生活中可能面临的困难，体会全家团圆的幸福。

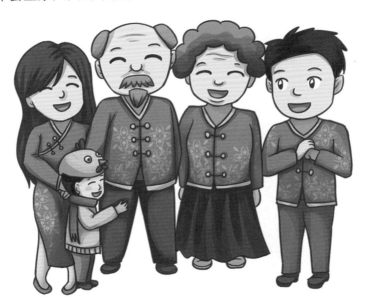

5. 适应城市生活

从自己熟悉的地方来到陌生的城市，适应城市生活是外出务工人员需要面对的问题。要想尽快适应城市生活，提高自身对城市生活的归属感，需要做到以下几点：

● 改变交往习惯，主动与当地人交往，尽早交上几个关系稳定的朋友，融入当地生活圈。

● 要尽快熟悉城市的生活环境，记住一些重要地点的名称，熟悉居住地周边的公交线路，从而减少不安和恐惧感。

● 主动学习当地方言，接受当地的文化习俗，接受当地人的生活方式。

● 调整自身生活习惯，适应当地生活规律。

6. 应对压力

来到城市务工，面对的压力可能来自工作、住房、收入、人际关系等。面对压力，首先要找一找压力来自哪里，分析压力对自己的影响程度，再根据压力来源和对自己影响的大小逐一化解。

● "大事化小"：把问题进行分解，把一个大目标分成几个小目标，把一个复杂的过程分成若干个小步骤。

● 化解每一方面的压力时，要抓住关键的问题，不要纠结于细枝末节。

● 要懂得寻求帮助，借用外力。

● 面对经济压力要想办法增收减支。

7. 遇到心理问题时的求助

（1）什么是心理咨询

心理咨询是心理咨询师通过专业的方式方法协助求助者解决心理问题的过程。

（2）如何获得专业的心理咨询与治疗

目前，社会上提供心理帮助的机构和部门很多，包括心理热线、心理咨询中心，综合医院的心理门诊和精神专科医院等等。

● 一般来说，紧急的日常心理危机，如家庭纠纷和暂时性的心理烦恼，适合通过心理热线快速得以解决。

● 情绪问题、社会适应问题、神经症、人格障碍和性心理障碍等积累时间较长、有一定人格基础的问题，适合到专业的心理咨询机构如心理咨询中心、综合医院的心理门诊和精神专科医院的心理门诊接受系统的心理咨询和治疗。

● 精神分裂症等严重精神障碍，严重的抑郁症、焦虑症、酒精依赖、药物依赖等，应到精神专科医院就诊，接受以药物治疗为主的系统的专业治疗。

需要寻求专业心理咨询或治疗时，要去有资质的正规机构进行咨询和治疗。如果不能确定去哪里寻求帮助，可先咨询 12320 卫生热线。

另外，心理咨询师是没有资格开具精神科药物的，如需药物治疗，需要到正规医院的精神科门诊开具。

（3）心理咨询和治疗前需要做哪些心理准备

● 有主动求助意愿和积极的治疗决心，是心理咨询效果是否理想的关键因素。

● 很多心理障碍的缓解需要多次咨询，甚至长期心理咨询和治疗的支持。

● 熟人、朋友不适合做你的心理咨询师，尽量不选择他们。

● 经过心理咨询，自己的心理问题得到改善后，需要自己学会运用心理调整的方法和技巧来自我调节，自我成长。

小贴士

待人真诚，友好和善；

尊重上级，不越权限；

夫妻体贴，互信勤联；

面对压力，抓住关键；

寻求帮助，正规地点。

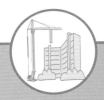

八、合理求医安全用药

在外务工生病了要及时处理，不要让小病拖成大病，造成更大的健康与经济损失。具体怎么做呢？简单地说，小病小伤可以自我治疗，但是在自己没把握或者病情加重的时候，需要到正规的医疗机构就诊，首诊尽量选择基层医疗机构。异地看病需要办理相应的手续才能报销。

1. 正确使用非处方药物

感冒、发烧、头疼、拉肚子是生活中很常见的小病，在病情不严重的情况下可以自己去药店买非处方药，但是要注意以下方面，保证安全用药。

（1）什么是非处方药

非处方药简称 OTC 药，是不需要医师开处方即可购买的药品，公众可凭自我判断，按照药品标签及使用说明就可自行使用。这些药物大都用于一些常见病、多发病的自行诊治，如感冒、咳嗽、消化不良、头痛、发热等，以及钙、维生素等营养素补充。

（2）非处方药的分类

在非处方药中，还细分为甲、乙两类，如图，红底白字的是甲类，绿底白字的是乙类。甲乙两类非处方药虽然都可以在药店购买，但乙类非处方药安全性更高。乙类非处方药除了可以在药店出售外，还可以在超市、宾馆、百货商店等处销售。

甲类非处方药

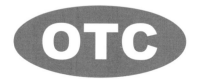

须在药店由执业药师指导下购买和使用；

乙类非处方药

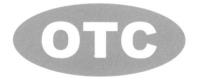

除可在药店出售处，还可在经食品药品监管部门批准的超市、宾馆、百货商店等处销售

（3）非处方药的种类

非处方药的主要类别有以下6种：

- 解热镇痛药。
- 镇咳抗感冒药。
- 消化系统用药。
- 皮肤病用药。
- 滋补药

● 维生素和微量元素补充剂。

（4）如何合理使用非处方药

合理使用非处方药需遵循以下简要步骤：

● 判断自我病情。依据自己的健康知识或经验，认为自己的健康问题属于小伤小病，而非急症重症，才可以自行使用非处方药。必要时，应咨询药师或医师。

● 阅读标签说明。特别注意其所含的成分、适应证（或功能主治）、注意事项、禁忌证、不良反应等。

● 按照标签说明中所推荐的用法用量服用。严格遵循说明书用药，不擅自改变用药剂量、天数和途径，切忌随意加量或者病情稍有好转就停药。

● 注意特殊人群的使用。儿童、老人、孕妇及哺乳期妇女用药要注意说明书有无用药禁忌或慎用等情况，儿童需要在成人监护下用药。

● 防止药物过量或药物相互作用。在处方药与非处方药联合使用或同时服用一种以上的非处方药之前，应咨询药师或医师。

● 注意观察病情发展。用药后须仔细体会或观察病情是否有变化，是否出现说明书描述的不良反应，如不能自行判别，应咨询药师或医师，防止发生严重不良反应。

● 如果病因不明，病情不清，用药后不见效或有病情加重迹象，甚至出现皮疹、瘙痒、高热、哮喘以及其他异常现象，应立即去医院诊治。

（5）非处方药使用注意事项

● 不要仿照他人用药。很多情况下患病的症状相似，但不一定是患有同一疾病，而且人与人之间还存在个体差异和不同诱发因素，同一药物对于不同的病人可能产生不同的效果。切不可模仿他人，要因病、因人科学地使用非处方药物。

● 不要多药并用。多药并用会搅乱人体正常防御功能，易引起药物与药物之间的相互作用，不良反应发生率明显增高，所以能用单一药物就不宜多药并用。

● 不要凭"老毛病"用药。不能凭着自我感觉，判断是"老毛病"，就用过去曾用的药。反复使用同一药物容易产生药源性疾病、耐药性。此外，某些症状类似老毛病，但未必是同一病因。

2. 正确使用抗生素

抗生素是指由细菌、真菌或其他微生物产生的具有抗病原体或其他活性的一类物质，如青霉素，也包含半合成抗生素和人工合成的抗生素。抗生素对细菌有杀灭和抑制作用，但是对病毒、寄生虫无效。

（1）不正确使用抗生素会产生严重后果

● 诱发细菌耐药：细菌抵抗药物的能力不断地变异，形成耐药菌株。细菌耐药后，抗生素就难以消灭细菌，不利于疾病治疗。

● 损害人体器官：抗生素在杀菌同时，也会造成人体损害。如青霉素会发生过敏性休克，利福平、红霉素均可引起肝损害等。

● 导致二重感染：在正常情况下，人体的口腔、呼吸道、肠道都有细菌寄生，寄生菌群相互制约维持着平衡状态。如果长期应用广谱抗生素，对药物敏感的细菌被灭杀，其他细菌、真菌及外来菌可能乘虚而入，诱发又一次的感染。

（2）使用抗生素的注意事项

抗生素都是处方药，因此需要医生在明确诊断的情况下开处方。患者是不能私自购买抗生素的，也不能私自使用家中贮备的抗生素类药物。使用抗生素时必须考虑以下几个基本原则：

● 自己不要随意用药。病毒性或估计为病毒性感染的疾病不能使用抗生素，咽峡炎、上呼吸道感染 90% 以上由病毒所引起，用抗生素有害无益。

● 发烧在未查明原因时不能用抗生素，因此，要去医院尽早查明感染源，医生会根据是否有病菌感染、病菌种类和对药物敏感性判断该用什么药。

● 在确定是细菌感染的情况下，如果病情不严重，则能吃药就不打针，能打针就不输液。

● 要按照医嘱或者药品说明书用完整个疗程。如果随便停药，残留的细菌可能"东山再起"导致病情复发，增加耐药性。抗生素一般需要用至体温正常，症状消退后 72~96 小时。

● 局部感染尽量避免使用抗生素。浅表的皮肤擦伤、划伤不需要使用抗生素，因为使用后易发生过敏反应，且易导致耐药菌的产生。大面积的创伤、烧伤等需要医生处理。

3. 就诊与报销

在病情严重或者自己判断不了的情况下，需要及时到正规的医疗机构就医。在当地有医保的患者，要根据本地医保相关规定，携带医保卡就诊。有新农合的人就诊流程如下图所示，门诊、县内、县外医院住院以及异地就医住院四种情况的手续有所不同。

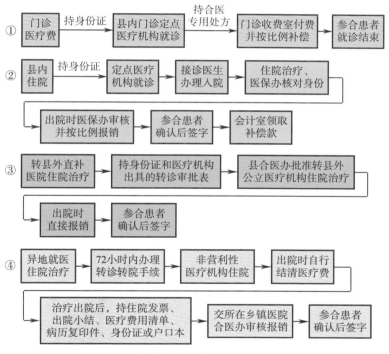

新型农村合作医疗就诊流程图

目前，在老家参加了新农合的外来务工人员是可以享受跨省就医联网结算报销的，转诊报销需要履行的手续如下。

（1）如何进行新农合转诊与报销

● 按照 2016 年 8 月出台的新农合跨省就医联网结报转诊流程和信息交换的最新规范，如果在家乡参加新农合，若跨省（非家乡所在省）就诊，一定要选择承担新农合跨省就医联网结报工作的医疗机构（原则上需要在基层首诊），入院后 5 日内向家乡的新农合管理经办部门报告，办理转诊备案手续，如果遇到节假日可以放宽期限，但是要在出院前备案。

● 如果是在家乡所在的省内医疗机构无法确诊或确诊后无治疗条件的疑难病症，按规定转诊。转诊需要填写《新型农村合作医疗跨省就医联网结报转诊单》将信息上报。转诊单的有效期是 3 个月。超出有效期的或者没有办理相关手续的，费用不给报销。

● 长期外出务工的人员，办理居住证，可以参加务工地的基本医疗保险。

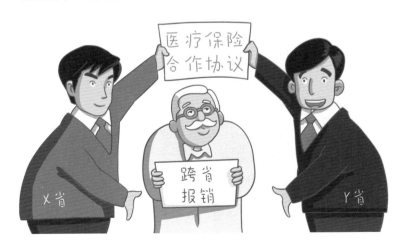

（2）如何进行职工基本医疗保险和城镇（城乡）居民基本医疗保险的转移接续

按照 2016 年 9 月出台的职工基本医疗保险和城镇（城乡）居民基本医疗保险参保人员流动就业时跨制度、跨统筹地区转移接续的规程：

● 参保人员跨统筹地区流动前，本人或其所在用人单位应到基本医疗保险关系所在地经办机构办理中止参保手续，并按规定提供居民身份证等相关证明材料，申请开具参保（合）凭证。转出地经办机构应核实参保人在本地的缴费年限和缴费情况，核算个人账户资金，生成并出具参保（合）凭证；对有欠费的参保人员，告知欠费情况并提醒其及时补缴。

● 参保人员跨统筹地区流动就业后，按规定参加转入地基本医疗保险。参保人员或其新就业的用人单位向转入地经办机构提出转移申请并提供参保（合）凭证，填写《基本医疗保险关系转移接续申请表》，并按规定提供居民身份证等相关证明材料。

● 转入地经办机构受理申请后，对符合当地转移接续条件的，应在受理之日起 15 个工作日内与转出地经办机构联系，生成并发出《基本医疗保险关系转移接续联系函》。转出地经办机构在收到《联系函》之日起的 15 个工作日内完成相关转移手续，转入地经办机构在收到《信息表》和个人账户余额后的 15 个工作日内办结相关接续手续。

● 进城落户农民和流动就业人员参加新农合或城镇（城乡）居民等基本医疗保险的信息应连续计入新参保地业务档案，保证参保记录的完整性和连续性。

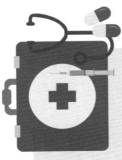

流动就业人员医保转接经办流程

参保人员跨统筹地区流动就业前

参保人员或其在原单位到基本医疗保险关系所在地（转出地）经办机构办理中止参保手续，并按规定提供居民身份证等相关证明材料，申请开具参保（合）凭证

→

转出地经办机构应核实参保人在本地的缴费年限和缴费情况，核算个人账户（合）余额，生成并出具参保（合）凭证；对有欠费的参保人员，告知欠费情况并提醒及时补缴

参保人员跨统筹地区流动就业后

参保人员应按规定参加转入地基本医疗保险，由转入地就业单位或参保人员向转入地经办机构提出转移申请并提供转移接续基本医疗保险关系转移接续申请（表），并按规定提供居民身份证等相关证明材料

→

转入地经办机构受理申请后，对符合转移接续条件的，应在受理之日起15个工作日内与转出地经办机构联系，生成并发出《基本医疗保险关系转移接续联系函》

相关转移、接续手续办结时限

转出地经办机构在收到《联系函》之日起的15个工作日内完成相关转移手续

→

转入地经办机构收到《信息表》和个人账户余额后的15个工作日内办结相关接续手续

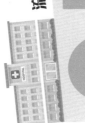
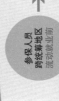

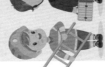
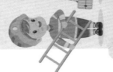

4. 寻求科学可靠的健康信息

在信息时代，人们随处可以搜寻到有关医疗保健的各种建议，健康信息存在良莠不齐或者是鱼龙混杂的状况，这就要求我们有能力查找科学的信息、避免上当受骗。

去哪里寻求科学权威的信息呢？

● 权威的、专业性的机构，如各级卫生部门、疾控部门、医院网站或者公众号，他们发布的信息是可信的。

● 有信誉的机构维护的平台所提供的信息也真实可靠，如与健康相关的媒体。

● 咨询当地医院的医务人员或者拨打咨询电话，也可以拨打全国12320热线求助，他们会给你提供好的意见和建议。

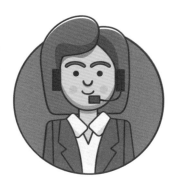

5. 肺结核的预防和诊疗

（1）肺结核有哪些症状

肺结核俗称"肺痨"，是一种慢性呼吸道传染病。得了肺结核会出现咳嗽、咳痰、痰中带血或咯血、午后低热（一般不超过 38℃）、夜间盗汗、胸痛、疲乏无力、体重减轻、呼吸困难等症状。咳嗽、咳痰两周或痰中带血，就有可能得了肺结核，应及时到正规医院就诊。

（2）肺结核的检查和诊断

医生会根据患者的症状和相关的检查，确定一个人是否得了结核病。肺结核的诊断主要依靠实验室检查、胸部影像学检查和临床诊断。痰液中检出结核菌的患者可被诊断为痰涂片阳性肺结核，未检出结核菌的也可通过胸部 X 线影像结合临床诊断为肺结核。

（3）在哪里治疗肺结核

初步诊断为肺结核后，通常会转介到结核病防治专业机构进行确诊和治疗。我国省、地、县三级都设有结核病防治专业机构，包括结核病防治所、疾病预防控制中心和结核病定点医院。只有在这些机构治疗才可以按照国家规定得到相应项目的免费优惠。

（4）结核病的治疗

● 确诊结核后，一定要按医嘱规范治疗。治疗非耐药性肺结核最常用的药物包括异烟肼、利福平、乙胺丁醇、吡嗪酰胺、链霉素五种，这五种药物被称为一线药物，对 80% 以上新感染的肺结核患者治疗都有效。

● 当患者出现对一线药物的耐药性时，医生会根据需要更换为二线药物，包括卡那霉素等。

● 初次患病的肺结核患者一般需要治疗 6 个月，复发患者一般需要治疗 8 个月，而耐药患者的疗程一般为 24 个月，广泛耐药则需要治疗 36 个月。

● 在治疗期间患者要遵从医嘱，不能自行停药。如果出现头晕、胃肠不适、恶心、视物模糊等不适症状时，应立即到医院或结防机构就诊，由医生给予相应的处理。

● 治疗期间还应按照医嘱定期送痰复查，医生会根据痰结核菌检查的结果决定治疗是否有效，是否需要调整治疗。

（5）国家的结核病诊治减免费用政策

● 在各地的结核病防治专业机构，为初次就诊的肺结核可疑症状者或疑似肺结核患者提供免费胸片和痰涂片检查；

● 为初次确诊并治疗的肺结核患者和复治涂阳肺结核患者提供免费抗结核治疗药品；

● 我国肺结核诊疗优惠政策不受户籍限制，务工人员也和当地居民一样，享有国家的诊疗优惠政策；

● 在治疗过程中监测肝肾功能的检查费用、服用保肝、保肾药物的费用都不在国家结核免费项目范围内，但是可以通过新农合、城镇医保、贫困结核病人救助等途径按规定进行一定比例的报销。

（6）避免把结核病传播给其他人

● 肺结核主要通过呼吸道传染，排菌期的肺结核病人痰液含有结核菌，健康人吸入患者咳嗽、咳痰、打喷嚏时带有细菌的飞沫，就会被感染。结核菌还可以经过消化道，通过食物或者不干净的手进入身体。因此，肺结核患者要佩戴口罩。

● 与患者密切接触的人，包括与患者共同居住的家属、同宿舍的室友、同办公室的同事、与患者短期在密闭空间接触的人也需要戴口罩，防止被传染。

● 一个人确诊患肺结核后，与他密切接触的人也需要进行体检，患者的照顾者一旦出现长期咳嗽、咯痰的症状，应尽快到医院进行相关的检查，以免延误诊断和治疗的时机。

（7）如何预防结核病

● 出现可疑症状要及时就医，早发现、早诊断、早治疗，治愈患者，减少结核杆菌传播的机会。

● 养成良好卫生习惯，不随地吐痰，不对着人打喷嚏或大声说话。

● 经常保持室内通风换气，经常锻炼身体、保持身体健康，增强免疫力。

● 新生儿和婴幼儿接种卡介苗。

● 对已感染结核杆菌并有较高发病可能的人需在医生指导下进行药物预防。

小贴士

生病正规医院细瞧，分级诊疗效率提高。
抗生素乃是处方药，遵从医嘱才是最好。
有效利用社保医保，异地转诊方便报销。
疑似结核及时就诊，全程治疗把根除掉。

附 录

1. 疾病索引

动脉粥样硬化　12

F

肥胖　11，12，17，23

肺癌　31

肺结核　8，12，31，103，104，105，106，113，115

肺内感染　31

风疹　65，66

附睾炎　47

G

肝硬化　15

感冒　8，57，59，94

高血压　23，78，113

高血脂　23

宫外孕　47

骨折　23

骨质疏松　23

冠心病　6

H

呼吸系统疾病　12

霍乱　3

J

急性血栓　12

2. 国家基本公共卫生服务项目列表

序号	类别	服务对象	项目及内容
一	建立居民健康档案	辖区内常住居民，包括居住半年以上非户籍居民	1. 建立健康档案。2. 健康档案维护管理。
二	健康教育	辖区内常住居民	1. 提供健康教育资料。2. 设置健康教育宣传栏。3. 开展公众健康咨询服务。4. 举办健康知识讲座。5. 开展个体化健康教育。
三	预防接种	辖区内 0~6 岁儿童和其他重点人群	1. 预防接种管理。2. 预防接种。3. 疑似预防接种异常反应处理。
四	儿童健康管理	辖区内常住的 0~6 岁儿童	1. 新生儿家庭访视。2. 新生儿满月健康管理。3. 婴幼儿健康管理。4. 学龄前儿童健康管理。

续表

序号	类别	服务对象	项目及内容
五	孕产妇健康管理	辖区内常住的孕产妇	1. 孕早期健康管理。2. 孕中期健康管理。3. 孕晚期健康管理。4. 产后访视。5. 产后42天健康检查。
六	老年人健康管理	辖区内65岁及以上常住居民	1. 生活方式和健康状况评估。2. 体格检查。3. 辅助检查。4. 健康指导。
七	慢性病患者健康管理（高血压）	辖区内35岁及以上常住居民中原发性高血压患者	1. 检查发现。2. 随访评估和分类干预。3. 健康体检。
	慢性病患者健康管理（2型糖尿病）	辖区内35岁及以上常住居民中2型糖尿病患者	1. 检查发现。2. 随访评估和分类干预。3. 健康体检。
八	严重精神障碍患者管理	辖区内常住居民中诊断明确、在家居住的严重精神障碍患者	1. 患者信息管理。2. 随访评估和分类干预。3. 健康体检。
九	结核病患者健康管理	辖区内确诊的常住肺结核患者	1. 筛查及推介转诊。2. 第一次入户随访。3. 督导服药和随访管理。4. 结案评估。
十	中医药健康管理	辖区内65岁及以上常住居民和0~36个月儿童	1. 老年人中医体质辨识。2. 儿童中医调养。
十一	传染病和突发公共卫生事件报告和处理	辖区内服务人口	1. 传染病疫情和突发公共卫生事件风险管理。2. 传染病和突发公共卫生事件的发现和登记。3. 传染病和突发公共卫生事件相关信息报告。4. 传染病和突发公共卫生事件的处理。

续表

序号	类别	服务对象	项目及内容
十二	卫生计生监督协管	辖区内居民	1. 食源性疾病及相关信息报告。2. 饮用水卫生安全巡查。3. 学校卫生服务。4. 非法行医和非法采供血信息报告。5. 计划生育相关信息报告。
十三	免费提供避孕药具		1. 省级卫生计生部门作为本地区免费避孕药具采购主体依法实施避孕药具采购。2. 省、地市、县级计划生育药具管理机构负责免费避孕药具存储、调拨等工作。
十四	健康素养促进行动		1. 健康促进县（区）建设。2. 健康科普。3. 健康促进医院和戒烟门诊建设。4. 健康素养和烟草流行监测。5. 12320热线咨询服务。6. 重点疾病、重点领域和重点人群的健康教育。

3. 计划生育基本公共服务项目列表

序号	服务项目	服务对象	项目及内容
一	技术指导咨询	育龄人群	免费享有术后随访服务及计划生育、优生优育、生殖健康科普、教育、咨询服务
二	临床医疗服务	育龄夫妇	免费享有避孕和节育的医学检查、计划生育手术、计划生育手术并发症和计划生育药具不良反应的诊断、治疗
三	再生育技术服务	符合条件的育龄夫妇	免费享有再生育相关的医学检查、输卵（精）管复通手术
四	宣传服务	城乡居民	免费获取计划生育、优生优育、生殖健康等宣传品

4. 流动人口健康教育核心信息

一、基本健康管理

（一）离开家乡在外地生活和工作要更加关注健康。

（二）遇到健康问题及时到就近的社区卫生服务机构找医生咨询，可享受国家免费提供的基本公共卫生和计划生育服务。

（三）"12320"卫生热线和"12356"阳光计生热线电话可为求助者免费提供健康知识、卫生计生政策法规的咨询服务。

二、就医和医保

（四）生病后要及时就医，首选到社区卫生服务机构初诊，不去"黑诊所"，按照医嘱用药。

（五）参加城乡居民或职工基本医疗保险，可向现居住地社保部门申请转移接续基本医疗保险关系。

三、传染病防治

（六）勤洗手，不与他人共用毛巾、牙刷和剃须刀等洗漱用品，防止传染疾病。

（七）得了传染性疾病要就地及时诊治，带病返乡和到异地就医会错过最佳治疗时间。

（八）咳嗽、咳痰2周以上，应怀疑得了肺结核，要及时就诊。肺结核患者应留在居住地完成全程治疗，防止产生耐药肺结核。

四、职业健康和心理健康

（九）了解职业性有害因素，正确佩戴和使用个人防护用品，加强职业病防护意识。

（十）知晓劳动者应享有的职业卫生保护权利。从事接触职业病危害作业的劳动者应参加上岗前、在岗期间和离岗时职业健康检查。

（十一）积极融入新环境，多与邻友交往，学会自我调适，如出现抑郁和焦虑，要寻求心理支持和医生帮助。

五、性与生殖健康

（十二）正确使用安全套，减少感染艾滋病、性病的危险。

（十三）育龄女性应当选择安全的避孕措施，防止意外怀孕，减少和避免人工流产。育龄夫妻在现居住地可免费获得避孕药具。

（十四）育龄夫妻在现居住地县级定点服务机构可享受免费孕前优生健康检查。

（十五）女性孕期接受至少 5 次产前检查，住院分娩，保障母婴健康和降低出生缺陷发生。

六、儿童健康

（十六）孩子出生或变更生活地点后，要到就近的疫苗接种门诊登记，按时接种疫苗，因故错过接种的要尽快补种。

（十七）父母应尽量把孩子带在身边养育，特别是 0~3 岁婴幼儿的早期发展尤为关键。

（十八）父母应加强对孩子的健康防护和安全教育，避免在生产经营场所照看孩子，避免和减少儿童意外伤害。

七、关爱留守儿童和老人

（十九）经常与留守在老家的孩子和老人联系、交流，积极承担抚养和赡养责任。

5. 公共卫生热线电话和服务信息指南

全国公共卫生公益热线：12320

全国戒烟热线：4008885531

国家卫生计生委：http://www.nhfpc.gov.cn/

中国健康教育网：http://www.nihe.org.cn/

中国疾病预防控制中心：http://www.chinacdc.cn/

各省、自治区、直辖市及计划单列市疾病预防控制中心

　　北京疾控中心：http://www.bjcdc.org/

　　天津疾控中心：http://www.cdctj.com.cn/

　　河北疾控中心：http://www.hebeicdc.com/

　　山西疾控中心：http://www.sxcdc.cn/

　　内蒙古疾控中心：http://www.nmcdc.com/

　　辽宁疾控中心：http://www.lncdc.com/

　　吉林疾控中心：http://www.jlcdc.com.cn/

　　黑龙江疾控中心：http://www.hljcdc.org/

　　上海疾控中心：http://www.scdc.sh.cn/

　　江苏疾控中心：http://www.jshealth.com/

　　浙江疾控中心：http://www.cdc.zj.cn/

　　安徽疾控中心：http://www.ahcdc.cn/

　　福建疾控中心：http://www.fjcdc.com.cn/

　　江西疾控中心：http://www.jxcdc.cn/

山东疾控中心：http：//www.sdcdc.cn/

河南疾控中心：http：//www.hncdc.com.cn/

湖北疾控中心：http：//www.hbcdc.cn/

湖南疾控中心：http：//www.hncdc.com/

广东疾控中心：http：//www.cdcp.org.cn/

广西疾控中心：http：//www.gxcdc.com/

海南疾控中心：http：//www.hncdc.cn/

重庆疾控中心：http：//www.cqcdc.org/

四川疾控中心：http：//www.sccdc.cn/

贵州疾控中心：http：//www.gzscdc.org/

云南疾控中心：http：//www.yncdc.cn/

西藏疾控中心：http：//www.tibetcdc.cn/

陕西疾控中心：http：//www.sxcdc.com/

甘肃疾控中心：http：//www.gscdc.net/

青海疾控中心：http：//www.qhcdc.org.cn/

宁夏疾控中心：http：//www.nxcdc.org/

新疆疾控中心：http：//www.xjcdc.com/

大连疾控中心：http：//www.dlcdc.com.cn/

青岛疾控中心：http：//www.qdcdc.org/

宁波疾控中心：http：//www.nbcdc.org.cn/

厦门疾控中心：http：//www.xmcdc.com.cn/

深圳疾控中心：http：//www.szcdc.net/

58枚